# LES
# VISIONS

## DE L'ÉCOLE

### DE

## *Tilly-sur-Seulles*

### PAR

## L'Abbé F. GOMBAULT

#### Docteur en Philosophie

Lauréat du Concours d'Apologétique
de l'Institut catholique
de Paris

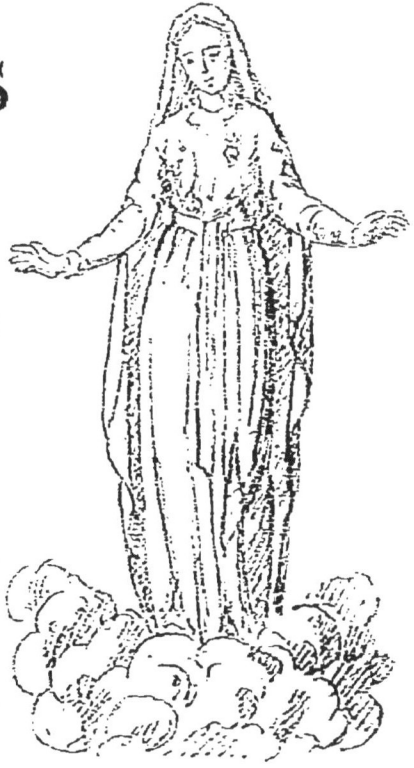

———✳———

ORNÉ DE GRAVURES

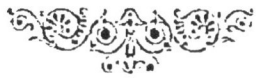

LOIS
...ANT. Éditeur
Denis-Papin

PARIS
Libraires Associés, Éditeurs
13, Rue de Buci

1896

# LES VISIONS

## DE L'ÉCOLE

### DE

# Tilly-sur-Seulles

#### PAR

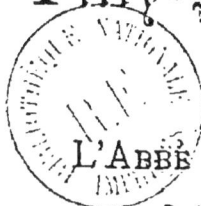

## L'Abbé F. GOMBAULT

#### Docteur en Philosophie

Lauréat du Concours d'Apologétique de l'Institut catholique
de Paris

---- ✳ ----

ORNÉ DE GRAVURES

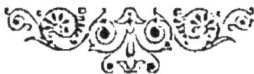

**BLOIS**
R. CONTANT, Éditeur
63, Rue Denis-Papin

**PARIS**
Libraires Associés, Éditeurs
13, Rue de Buci

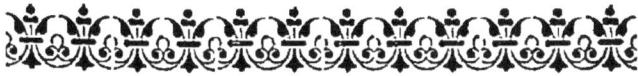

# AVANT-PROPOS

J'ai écrit dans le livre des Apparitions :

Partout où se montre le *préternaturel divin*, on est presque assuré que le *préternaturel diabolique* fera son apparition, si Dieu le permet, pour retarder et même égarer le jugement de ceux qui auront à se prononcer sur ces faits, en même temps que pour atténuer, s'il se peut, l'effet des manifestations divines en jetant sur elles le discrédit des contrefaçons.

Les contrefaçons affectent ordinairement deux modes qui parfois se développent parallèlement : l'un est grossier et patent à tous les yeux ; l'autre est tissé dans la trame des événements avec toute l'habileté satanique, et il faut une étude attentive et l'application des règles théologiques qui concernent le discernement des esprits, pour suivre la marche de l'œuvre démoniaque et séparer finalement l'ivraie du bon grain.

C'est pour ce motif que, dès le début, j'ai distingué soigneusement les *voyantes du champ* des voyantes de l'école (p. 56, 3e édit.), et que j'ai voulu signaler le grand nombre de visionnaires influencés par le Trompeur.

Je ne mets pas en doute leur bonne foi ; je ne doute même pas de l'*objectivité* de leurs visions (je parle des voyants habituels que j'ai pu étudier sur les lieux), mais je suis persuadé que tous ceux-là ne voient pas la Sainte Vierge, mais la contrefaçon diabolique de la céleste Apparition.

A mesure que s'est fortifiée mon espérance à l'endroit des visions de l'école, si douces, si consolantes, si belles par tous leurs détails, j'ai vu s'évanouir peu à peu toutes mes illusions au sujet des visions qui ont le champ même pour théâtre.

Et pourtant je crois fermement que la divine Vierge est apparue au-dessus du champ, et que nous devons y venir prier.

C'est pour obéir à cette conviction qui s'est faite en mon esprit que j'ai écrit — dès la fin de juillet, — dans l'opuscule *Autour des Apparitions*, cette conclusion :

La vision de l'école constitue un fait indépendant de tous les autres, *complet* en lui-même ; fait admirable, digne de susciter la foi, l'espérance et l'amour.

Que *les visionnaires du champ viennent à disparaître, au point de vue du divin,* ce fait s'impose sans amoindrissement et sans défaillance : La Vierge est apparue.

La Vierge a *parlé,* par un phénomène, le jour de Sainte Anne.

*Elle veut un sanctuaire sur le plateau de Tilly.*

Voilà ma *conviction.*

Après une quatrième enquête, j'accentue encore plus mes réserves au sujet de l'*origine divine* des visions qui se continuent au champ sans interruption.

Il importe de préserver le *divin* de ces mélanges qui doivent inspirer la défiance.

A mesure que les détails, en effets produits comme en paroles prononcées, nous sont fournis comme éléments de discernement, il faut les recueillir avec soin.

Je ne crois plus que l'illusion dure long-temps, et je ne vous cache pas que je me regarde, après cette dernière enquête, comme suffisamment documenté pour porter une appréciation définitive.

Je ne parle qu'en mon nom et ne prétends imposer mon jugement à personne.

*
* *

Comment expliquer cette abondance des phénomènes trompeurs?

Je vous rappelle qu'aux roches Massabielle il n'y eut pas un moindre déchaînement de l'enfer qu'au champ Lepetit.

C'est d'une plume discrète que M. Lasserre a fait allusion à ces phénomènes troublants, dans la phrase que voici :

« Des petits enfants eurent aussi des visions, mais d'un tout autre ordre, d'un ordre *effrayant*.

Quand le surnaturel divin apparaît, le surnaturel diabolique tâche de s'y mêler.

L'histoire des Pères du désert et des mystiques donne presque à chaque page la preuve de cette vérité. L'abîme était troublé, et le mauvais ange avait recours à ses prestiges pour jeter le trouble dans l'âme des croyants... »

Un effroyable déchaînement de l'enfer se cache sous cette simple phrase, et si on avait rassemblé, dans un récit, les détails des manifestations diaboliques, on eût rempli les feuillets d'un livre plus volumineux peut-être que le livre de N.-D. de Lourdes.

Cette œuvre fut tentée, a déclaré quelqu'un de bien informé, par un religieux de la province de Toulouse. Déjà, à la librairie Gaume, les 100 premières pages de cette effroyante histoire étaient imprimées quand le Comité, craignant que ce récit impressionnant ne fît tort à la cause divine, obtint du Père que le livre sous presse fût anéanti.

La destruction fut consommée, et il faut le regretter pour l'histoire de la Mystique.

.˙.

Au moment de donner le bon à tirer de cet avant-propos, je reçois un document d'une importance considérable dans la question qui nous occupe.

Elle émane d'une source très sûre, et confirme les renseignements que j'ai mentionnés plus haut.

Voici ce document :

« Il y a longtemps (de 18 à 20 ans), l'Autorité aurait fait recueillir des documents concernant l'événement de 1858, en vue d'une grande histoire de Lourdes. — Ce travail serait prêt, mais ne doit pas être encore publié.

A l'aide de renseignements précis, je puis répondre, au moins brièvement, aux questions que vous m'avez posées.

Ad 1<sup>me</sup>. — Il y eut bien quelques faits, antérieurs aux apparitions de 1858, qui semblaient montrer que Dieu avait *prédestiné* la rive de Massabielle à des manifestations de sa Miséricorde.

Ad 2<sup>me</sup>. — A partir du 10 avril 1858, se produisirent *à la grotte, aux abords de la grotte, à Lourdes, dans le voisinage* de Lourdes, des apparitions *telles* que des observateurs *instruits* et attentifs *n'auraient pu s'empêcher d'y reconnaître les singeries* de l'Apparition céleste.

Ad 3<sup>me</sup>. — Ces apparitions, *très variées*, furent *fréquentes* ; les visionnaires si nombreux qu'il en a été retrouvé plus de trente. — *Prêtres* et fidèles furent séduits. — La plupart, du moins, donnèrent à ces faits

nouveaux et aux *concurrents* et *concurrentes* de Bernadette des témoignages de *considération* qu'ils ne mé-
ritaient sûrement pas.

Cela durait encore, sur tel ou tel point de la région, au mois de janvier 1859.

Voilà, Monsieur le curé, mes réponses assez pré-
cises, je crois, dans leur brièveté.

Agréez, etc.

En conséquence, à Lourdes, comme à Tilly,
on eut à constater :

1° Des phénomènes qui ont précédé la véri-
table Apparition.

2° Des contrefaçons de la céleste Apparition qui, à l'endroit de la Vision, commencent
à se manifester pour troubler la série des événements divins.

3° Ces contrefaçons se multiplient aux
*alentours* et, chose curieuse, pendant que des
prêtres s'inscrivent contre Bernadette, d'autres prêtres se laissent séduire par les phénomènes qui se produisent, çà et là, sans but dé-
terminé.

Le démon voulait évidemment discréditer
le fait divin.

4° Les phénomènes diaboliques persistent
longtemps après la dernière apparition de
la Vierge-Immaculée.

Le rapprochement qui est à faire est tellement évident que je laisse le lecteur l'insti-
tuer de lui-même.

Il faut être aveuglé par la passion pour ne
pas attacher à ce document — document sûr,
je l'affirme — une extrême importance.

*
* *

Voilà ce qu'il est bon de faire connaître au
public trop impressionné qui s'étonne et se
scandalise de la puissance accordée, pour un
instant, au Pouvoir ténébreux.

Ce déchaînement des forces infernales, au
champ Lepetit, tel qu'il exista autour des
roches Massabielle, est une forte présomption
qui milite en faveur du surnaturel divin.

Seulement Satan s'y sera peut-être montré
meilleur tacticien.

Voilà toute la différence.

J'ai voulu présenter au lecteur, dans un
récit séparé, ce fait admirable des visions de
l'école, afin d'habituer le peuple fidèle à ne
considérer que ce fait, le seul limpide, le
seul consolant, le seul qui soit digne du ciel.

C'est en souvenir de cette belle Appa-

rition qu'il faut venir au champ Lepetit pour
prier, pour demander les grâces ou les faveurs
de choix.

Celui qui le premier, raconte l'Évangile,
se jetait dans la piscine probatique était guéri.

Ceux-là aussi qui viendront jeter leurs
douleurs, physiques ou morales, dans les eaux
encore troublées de cette Probatique surnaturelle, seront les premiers, sans doute, dans la
récompense comme dans l'amour.

Il appartient à l'Autorité de décider, car
c'est une simple étude que je présente respectueusement à son jugement.

En attendant, il nous est bien permis de
dire notre espérance et de la raviver au
simple récit de ces faits merveilleux.

Cette histoire, qui a été préparée avec une
recherche consciencieuse des détails, est tirée
des notes de la Supérieure, écrites au jour le
jour, des témoignages des religieuses et des
enfants. — L'enquête aura le dernier mot.

C'est, en partie, le texte déjà connu, sauf
les développements et la précision de quelques
légers détails que je ne tenais que de seconde
main.

_____

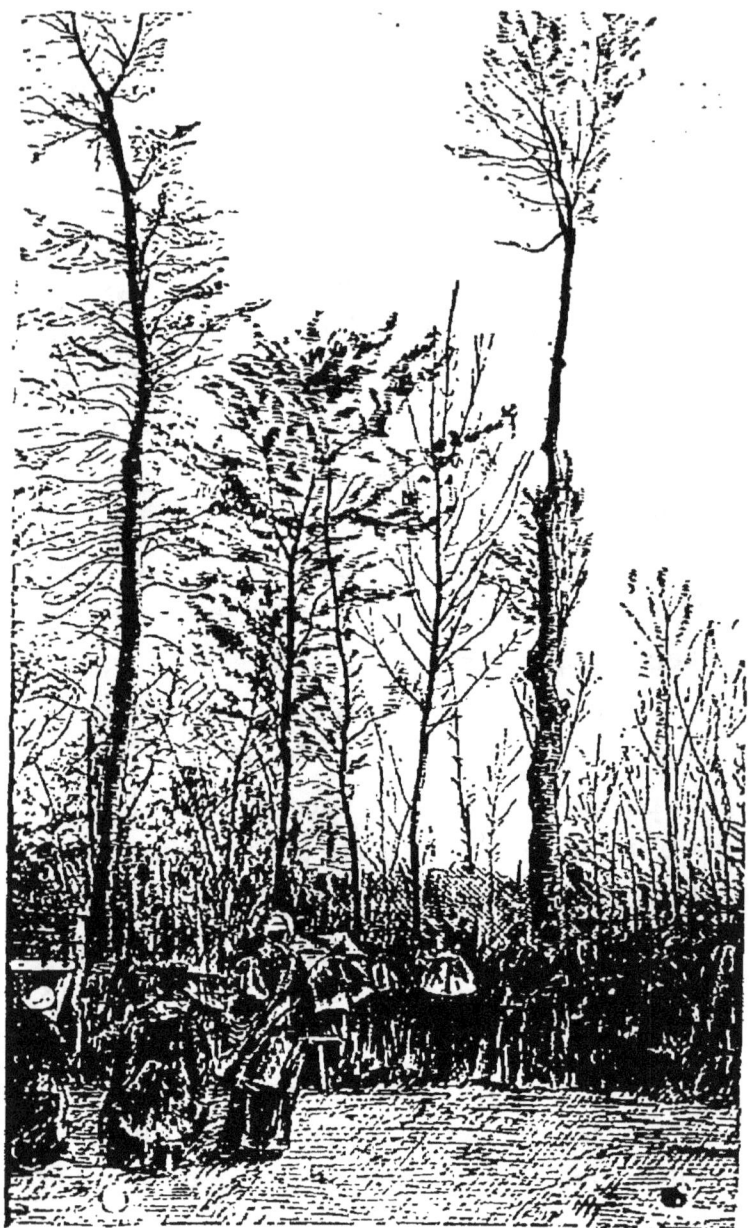

L'Arbre des Apparitions

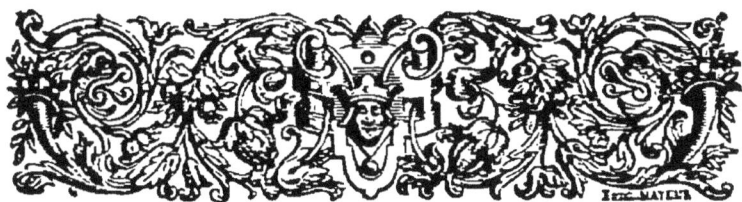

# LES VISIONS

## DE L'ÉCOLE

——⊶⊷——

## I

## Première Apparition

### *18 Mars 1896*

Ce fut le 18 mars que se manifesta la première apparition.

Contrairement à ce que les notices racontent,
M^me la Directrice de l'école n'a nullement dit
aux enfants, en cette soirée mémorable, ces
paroles trop suggestives : « La Sainte Vierge
va vous récompenser, » paroles, du reste, qui

seraient loin d'apporter, par le sens très vague qu'elles comportent, une explication satisfaisante du phénomène.

« J'ai spécialement exhorté les enfants », me dit la Supérieure, « à bien faire leur prière du soir pour se préparer à la fête de saint Joseph. »

On venait de commencer la récitation des prières, quand, tout à coup, une des enfants, la petite L. Fontaine, pousse vivement le coude de sa voisine, Françoise Levieux, et, tout émotionnée, lui murmure à voix basse, et comme timidement, craignant de se tromper : « Oh ! regarde donc, on dirait qu'on a mis une sainte Vierge là-bas ! »

L'enfant interpellée lève les yeux ; subitement, comme mue par un ressort, elle se lève, et le visage empourpré par l'émotion, les bras étendus, elle laisse échapper ce cri :

« Oh ! Madame (on donne ce nom aux religieuses), que c'est beau ! On voit la bonne Vierge, là-bas ! » (1).

Ces enfants sont folles ! s'exclame la Supérieure, qui suspend la prière. Elle les rappelle sévèrement au respect que commande l'acte religieux qui est en train de s'accomplir.

Vains efforts.

D'un commun élan, les enfants se sont attrou-

---

(1) Dans l'apparition de Pontmain cette petite scène se passe également entre les deux enfants Eugène et Joseph Barbedette.

pées au centre de la classe, et toutes ces voix de fillettes, tremblantes d'émotion, de redire :

« Mais, Madame, venez donc voir ! C'est la Sainte Vierge ! »

Impressionnée par ce témoignage des enfants et encore plus par le ton de sincérité qui l'anime, non moins que par l'avidité de ces regards qui se rivent, amoureusement fascinés, à la radieuse Vision qui les captive et les béatifie, la Sœur veut se lever pour venir constater le céleste phénomène.

Les forces lui manquent pour aller jusqu'au bout ; le sentiment de son indignité la retient et l'accable :

« Ces enfants peuvent *voir,* » murmure-t-elle, « mais moi je ne verrai pas. »

Troublée, elle persiste à rester au fond de la classe sans pouvoir approcher encore de la fenêtre d'où se découvre le lieu de la vision.

Elle cède enfin aux supplications réitérées des petites voyantes dont le visage rayonnant rend sensible le céleste phénomène ; elle s'approche ; une émotion inexprimable la secoue des pieds à la tête : l'Apparition est là.

Les bonheurs célestes ne rendent pas égoïste ; aussitôt, s'arrachant à la contemplation de la douce vision, sœur Saint-Patrice se traîne jusqu'à la cuisine, car elle chancelle comme écrasée par cette révélation de l'au-delà.

« Ce que j'ai dit à sœur Sainte-B., » écrit-elle,
« je serais bien en peine de le raconter. »

Sœur Sainte-B. accourut ; elle *vit* comme
les autres.

Pendant ce temps, sœur Saint-Cléophas ac-
court, sans savoir de quoi il s'agit, à la tête de
son petit bataillon de la classe enfantine. Tout
le monde voit et les petits bras se tendent vers
la céleste Visiteuse.

.˙.

La vision était la même pour toutes les
voyantes.

On apercevait, là-bas, sur la droite des
fours à chaux, au-dessus d'une haie, une
Vierge rayonnante de clarté, dans l'attitude de
l'Immaculée-Conception.

L'Apparition est très nette dans ses contours,
au sein d'une lumière qui parfois semble illu-
miner la classe.

Le lieu des apparitions est situé à 1.200 mètres,
sur le plateau, qui fait face à la colline où est
construite la maison des Sœurs. — Un joli
vallon, qu'arrose la Seulles, sépare les deux
coteaux.

Le champ, au-dessus duquel plane l'Apparition, appartient à M. Lepetit, riche et très
chrétien industriel.

La Vierge apparaît de grandeur naturelle,

avec la netteté de vision que l'on aurait à 40 ou
50 mètres, dans un éblouissement tempéré au
sein duquel rayonnerait un corps glorieux, car
si la main étendue est vue très distinctement, il
faut ajouter que le léger sillon qui sépare les
doigts serrés l'un contre l'autre n'est pas distinctement perçu ; pour cette même raison de distance, une certaine indécision voile les traits. —
Les vêtements, jusqu'à l'ombre des plis, sont
vus avec une très grande netteté, et tout l'ensemble rayonne de grâce et de charmes.

C'est dire que les lois de la vision ordinaire
sont ici renversées par un phénomène qui se
retrouve à Lourdes (1).

L'Apparition se présente dans le costume de
l'Immaculée : (2) Elle est revêtue d'une robe

(1) On constate, à Lourdes, un semblable changement des
effets de vue à distance. A une de ses visions, Bernadette.
forcée de se tenir éloignée de la grotte, vit comme de près :
« Le Gave, qui séparait l'enfant de la grotte, avait en quelque
sorte cessé d'exister aux yeux de l'extatique. Elle ne voyait
devant elle que la roche bénie dont il lui *semblait* être aussi près
qu'autrefois. » (Livre VIIe, chap. V de Notre-Dame de Lourdes).

(2) Il est à remarquer que les fausses vierges, que contemplent
les visionnaires du champ, présentent les mêmes ressemblances
du vêtement ; elles n'en diffèrent que par certains détails extérieurs, comme la couronne à pointe brisée, les roses ou la ban-
derole sous les pieds.

La contrefaçon approche toujours de la réalité. Quand je
parle des *fausses vierges* du champ, je parle en mon nom et
au nom de plusieurs : je tiens à dire que beaucoup opinent
encore pour la réalité du divin dans ces visions.

Il m'est impossible d'être de leur avis, tant respectable qu'il
soit ; je tiens à le dire.

blanche que serre à la taille une large ceinture blanche, (ou d'un bleu si pâle qu'il paraît blanc par le rayonnement), nouée par devant et dont les extrémités retombent librement. Un voile prend sur sa tête, sans cacher le front, enveloppe tout le corps dans un gracieux plissement, laissant les bras libres depuis les coudes. — Un nuage lumineux et teinté du rose adouci de l'aurore l'entoure et s'étend sous ses pieds.

On récite le chapelet.

Tout ce petit monde ravi, enthousiasmé, se transporte par la pensée et le désir aux pieds de la belle Dame, et effeuille avec une ferveur émue les roses mystiques du rosaire.

Les *Ave* s'égrènent; les dizaines succèdent aux dizaines, sans lassitude.

Cette inoubliable scène dura cinq quarts d'heures, et pendant ce long espace de temps on vit de faibles enfants de cinq à sept ans rester à genoux sur les tables, sans ressentir de lassitude, quand, en d'autres temps, dix minutes d'un semblable exercice les eût épuisées de fatigue. — Ce détail prouve déjà la réalité du phénomène surnaturel (1).

---

(1) Et pas encore le *divin*, comme me le fait dire *Saturninus* dans la revue théosophique l'*Initiation*. — La joie de *voir* n'est pas une preuve suffisante.

L'influence sanctifiante de la divine Apparition s'affirme dès cette première vision : un grand sacrifice est imposé aux aînées.

Depuis longtemps, déjà, l'heure fixée pour la confession était dépassée, et le vénéré pasteur attendait, prêt à gronder, les petites ouailles retardataires.

Il fallut dire *au revoir* à la radieuse Apparition qui leur mettait le cœur en joie ; un dernier regard, comme une caresse d'amour, fut jeté à la divine Vierge, avec un dernier *Ave,* et les petites voyantes descendirent dans la cour, d'où elles ne *virent plus rien* (1).

Là on tint conseil, un instant.

Il fut convenu que le silence serait gardé, car, enfin, on pouvait se tromper sur la nature de cette Apparition, et même l'illusion était à craindre, suggéra la Supérieure.

Ces précautions prises, les fillettes descendirent la colline, l'âme pleine d'un recueillement inaccoutumé, et l'oreille attentive aux invocations de plus en plus éloignées qui attestaient la continuelle présence de la béatifiante Apparition.

Elles connurent, à ce moment, tout comme les petits voyants de Pontmain, comme Bernadette elle-même, combien ce sacrifice est dur.

---

(1) En général, il leur faut être dans la classe pour *voir.*

La divine Vierge semble vouloir toujours poser cet acte d'obéissance, si méritoire à cet instant, comme préparation à ses divines faveurs.

Quelle confession fut celle-là !

« Jamais, note la Supérieure, je ne les ai vues se préparer avec autant de ferveur.

Elles ont vraiment le Ciel dans l'âme, et une influence sanctifiante a passé sur tous les cœurs. Moi-même, je me sens toute transportée (1). »

La confession terminée, ce fut à l'autel de la Vierge que toutes vinrent dire de cœur ce que les lèvres devaient taire.

Puis, ce fut avec un empressement bien compréhensible que l'on reprit le chemin de l'école.

Au retour, les absentes apprirent que la vision avait duré jusqu'à cinq heures et demie.

Que de regrets, à cette nouvelle !

L'espérance vint les adoucir : « Elle reviendra ! » disaient nos petites victimes du devoir,

---

(1) On retrouve, dans certaines visions inférieures, une imitation de cette joie et comme un commencement de ferveur ; bientôt, une certaine dissipation s'y mêle, même au moment de la vision.

L'amour de l'Apparition ne se fait pas sentir chez toutes ; des sentiments contraires s'y mêlent, même jusqu'à de la haine ; à la fin, les voyants contemplent leur apparition avec une sorte d'habitude qui engendre bientôt l'indifférence. Je prouverai cela par l'étude d'un fait, dans la prochaine brochure.

Rien de pareil chez nos petites voyantes de Tilly.

et elles n'étaient pas éloignées de croire qu'un tel sacrifice aurait sa récompense.

.*.

Comme on le pense bien, le doux secret, confié à 60 enfants, ne tarda pas à être divulgué. Le vénéré pasteur en eut communication. Il appela la directrice de l'école, et on réfléchit ensemble sur la gravité d'un cas si imprévu.

Les mauvaises langues, de leur côté, commencèrent à distiller leur venin, et la joie du premier jour se voila d'une certaine ombre et d'un peu de tristesse.

Les pauvres fillettes en eurent le contre-coup.

Pendant toute cette fin de semaine et au commencement de l'autre, il leur fut interdit de se mettre aux fenêtres pour regarder. Ce mystérieux point de l'horizon qui avait pour elles tant d'attirance, il fallait le fuir du regard, ou aussitôt une punition de 50 lignes à copier venait rappeler à l'infidèle que la béatification n'est pas d'ici-bas.

Ce n'est même plus à genoux sur les bancs qu'on prie ou qu'on récite le chapelet, mais sur les dalles de la classe, avec le grand mur de la haute fenêtre pour horizon.

La cour d'entrée, d'où on découvre la colline bénie, n'est plus le lieu de récréation. On joue de l'autre côté de l'école.

Quand je dis « on joue », je me sers d'un terme impropre... Je devrais dire « on cause », car nos petites théologiennes raisonnent à perte de vue sur cette mystérieuse affaire.

La conviction est unanime : « C'est la Sainte Vierge que nous avons vue ! Si on nous dit que ce n'est pas Elle, c'est pour que nous n'en parlions pas ! »

Cette conclusion est adoptée par toutes comme la pure expression de la vérité. Tout ce petit monde est persuadé, jusqu'à la petite Marie-Louise qui bégaye une gentille description de la belle Dame :

« Elle avait un voile... Elle avait une ceinture... Elle faisait comme ça... (Marie-Louise étend ses mains). »

« Je ne sais, note sur son carnet la Supérieure, ce que la Sainte Vierge aura dû penser de toutes ces précautions... »

Bientôt, Elle reviendra pour bénir !
Ce sera sa réponse.

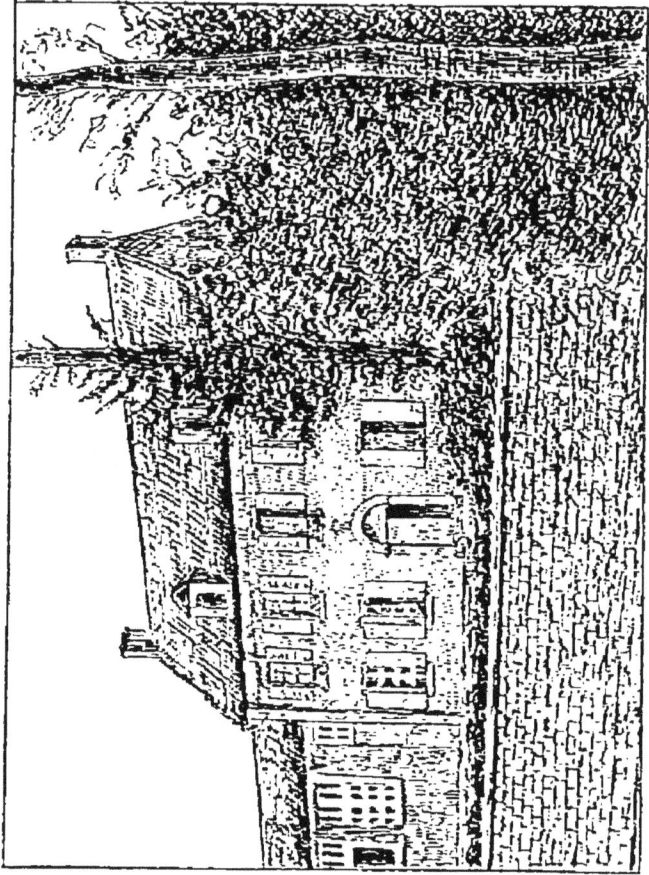

L'École des Sœurs

# Deuxième Apparition

## 24 Mars

Nous sommes, à cette date, à la veille d'une fête chère au cœur de Marie :

L'Eglise commence à célébrer le jour où des lèvres angéliques est tombé le premier *Ave*, dont le doux écho ira se répercutant, jusqu'à la fin des temps, dans le monde des âmes.

L'espérance de revoir la céleste Apparition était dans tous les cœurs.

Chacun se redisait, dans le secret de sa petite logique : « Si c'est Elle, la soirée d'aujourd'hui et la journée de demain ne se passeront pas sans *voir*. »

Mais, hélas ! derrière ce vilain grand mur, qui pourra contempler la belle Vision !

Heureusement que, par ordre supérieur, l'invitation de prier à genoux sur les bancs est accordée aux pauvres petites persécutées. Toutes, le cœur plein d'espérance, mettent le chapelet à la main, et les lèvres murmurent les fervents *Ave* pendant que les yeux avides sondent le mystérieux horizon.

Une dizaine s'achève; une autre va recommencer quand, subitement, tous les regards, un instant distraits, sont ramenés vers le divin objet de tous ces désirs par l'exclamation : « Oh ! la voilà ! C'est la Sainte Vierge ! »

— Celle qui pousse ce cri la première est une fillette qui était absente au jour de la première vision.

Ce cri du cœur n'a précédé que d'une seconde l'unanime exclamation de toutes les petites voyantes.

Avec quelle intensité de bonheur les fillettes et leurs maîtresses — car tout le monde est là, comme bien vous pensez — jettent à la divine Apparition le salut que l'Eglise vient de lui adresser dans le chant liturgique de ses premières vêpres : « *Ave Maria, gratiá plena ; Je vous salue, Marie, pleine de grâces.* »

La divine Vierge n'est plus là depuis longtemps, que les enfants prient encore; elles prient sans relâche, et ce n'est pas une petite affaire que de mettre doucement tout ce petit monde dans la rue.

— Elles voudraient toutes rester là, et pour la première fois peut-être, parmi la gent écolière, on regarda comme une punition d'être congédié aussitôt la classe finie.

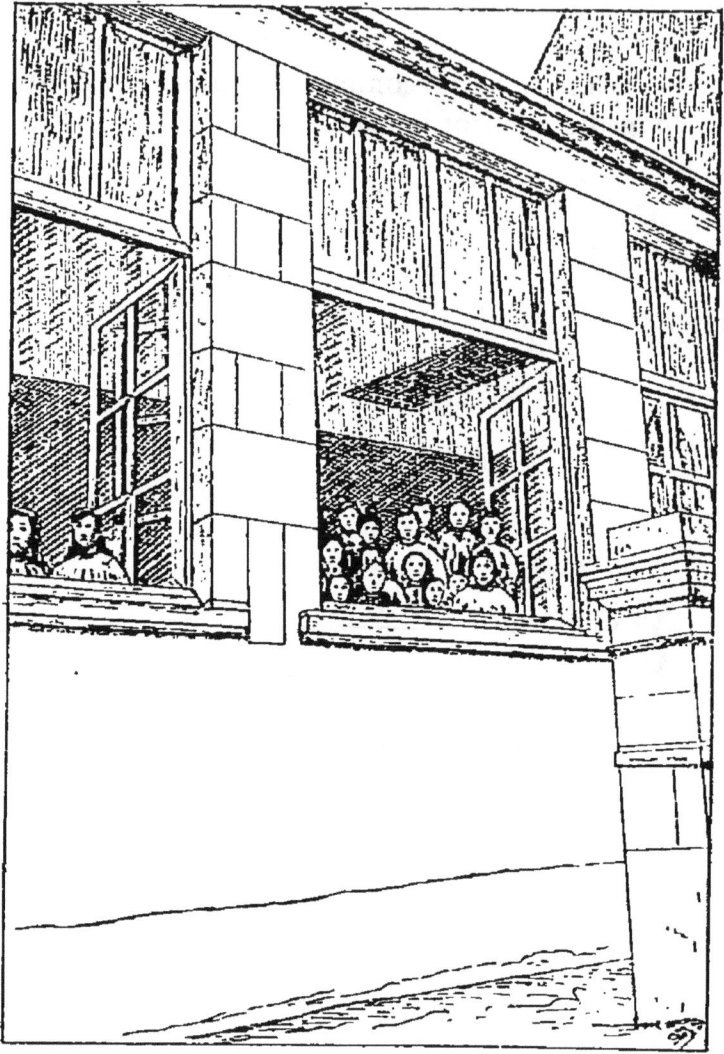

La Fenêtre de l'École

# Troisième Apparition

## 25 Mars

Aujourd'hui, fête de l'Annonciation, quel aimable empressement de la céleste Visiteuse à se manifester à ses petites voyantes.

A peine commençait-on à réciter le premier *Ave* que toutes, maîtresses et élèves, jouissaient de l'heureuse vision.

La ferveur fut à son comble et les pauvres petites dévoraient des yeux leur chère Apparition.

Il arriva qu'une fillette, oublieuse de l'équilibre qu'il fallait garder dans cette pénible position qui ne paraît pourtant point les gêner, glissa avec un certain bruit sur les bancs.

De là, un instant de distraction forcée pendant lequel la vision sembla se voiler, comme pour disparaître.

Ce ne fut qu'un seul cri suppliant :

« Oh ! bonne Mère, ne vous en allez pas !...
Encore ! »

Et la divine Vierge, heureuse, sans doute, de
se voir tant désirée, reparut tout aussi radieuse.

Ce fut alors un admirable élan de prières
auquel l'Apparition répondit en se montrant
plus resplendissante encore.

A ce moment, force est de renoncer à la
prière alternée, et bientôt toutes les petites voix
n'en font qu'une pour répéter des centaines de
fois :

« *Je vous salue, Marie, pleine de grâces...
O Marie conçue sans péché, priez pour nous
qui avons recours à vous...* »

Les maîtresses, aussi infatigables que leurs
enfants, conseillent prudemment aux fillettes
de se reposer un peu, et de prier en silence.

— « Oh ! Madame... » supplient-elles,
« encore une dizaine... encore un chapelet... »

Et ces enfants, naguère si étourdies, malgré
leur bon vouloir, et si faciles à distraire, surtout
pendant toute longue prière, ne se lassent pas
d'invoquer la Très Sainte Vierge et lui envoient,
par dessus le joli vallon, le salut cent fois ré-
pété de leur admiration et de leur amour.

La belle Dame ne se lasse point non plus
de les entendre, ces chères enfants qu'Elle a
rassemblées dans ce lieu béni, où une ma-
ternelle tendresse, imitée de la sienne, prépare

ces jeunes cœurs aux fortes destinées de la vie chrétienne.

Comme pour reporter jusqu'au trône de la Divinité ces prières qui doivent passer par ses lèvres et son cœur, pour s'y embaumer du parfum qui plaît à Dieu, Marie, à plusieurs reprises, joignit les mains (1) et sembla s'unir aux voyantes qui s'écrièrent, tout en joie :

« Elle prie avec nous ! — Oh ! qu'Elle est belle !... »

Et, en effet, l'Apparition devint à ce moment si radieuse que les fenêtres même furent un instant resplendissantes de cette mystérieuse lumière.

A certains moments, l'Apparition sembla s'avancer vers l'école, et les fillettes de s'écrier :

« Elle vient ! elle vient vers nous ! »

Dans leur confiance naïve, elles s'attendaient à la voir venir jusque dans la cour, et c'était touchant, au suprême degré, de les entendre toutes, les bras tendus vers la douce Vision, s'écrier d'une voix suppliante :

« Oh ! venez, bonne Mère !... venez avec nous... »

Toute cette scène semblait la réalisation des supplications que l'Église venait d'adresser à Marie, dans sa prière liturgique :

---

(1) Ce n'est donc pas une statue que les voyantes de l'école ont cru contempler, dès le commencement, mais bien une Apparition donnant le signe extérieur de la vie.

« *Avancez-vous ; dirigez sur nous les traits de votre grâce et de votre beauté, et établissez parmi nous votre règne : specie tuá intende, prospere procede, et regna...* »

Cependant, l'heure du départ était dépassée, et il fallut plus de temps que de coutume, vous pouvez le croire, pour faire franchir à la dernière fillette la barrière qui sert de clôture extérieure.

Aucune n'était pressée !

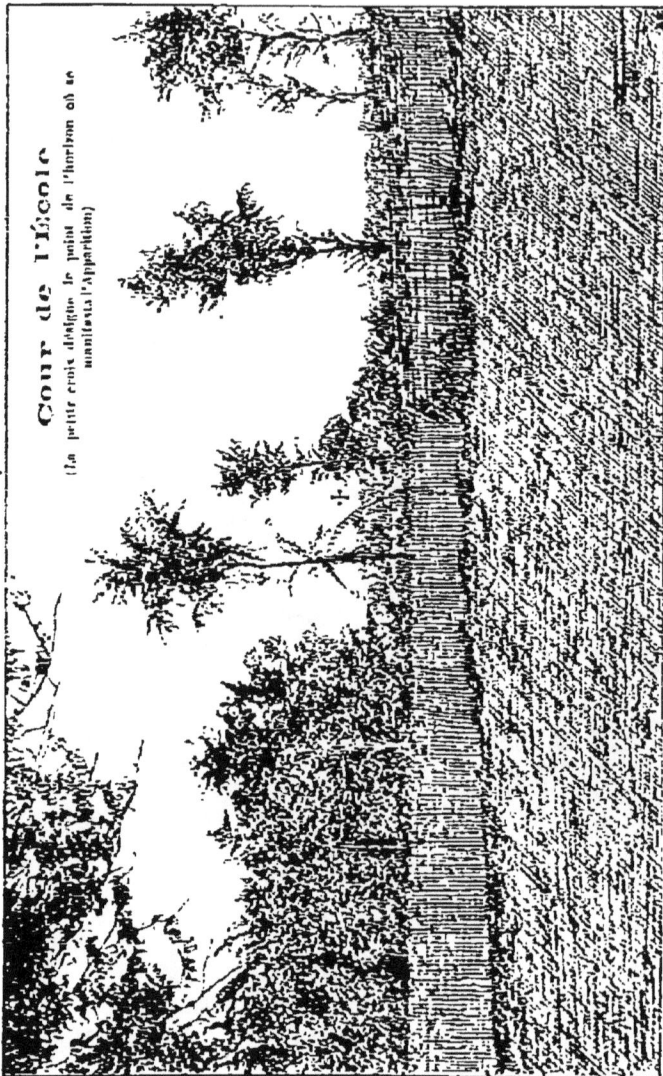

**Cour de l'École**

(La petite croix désigne le point de l'horizon où se manifesta l'Apparition)

# Quatrième Apparition

## 27 *Mars*

### JOUR DE LA COMPASSION

Sœur Saint-Cléoph. fut un peu le saint Thomas de la maison.

Elle *voit*, elle *croit* même, mais sans vouloir encore se rendre à l'évidence; du moins elle fait tout ce qu'elle peut pour résister.

L'heure était venue pour les trois religieuses de faire la lecture spirituelle en commun.

Sœur Saint-Cléoph.. qui était occupée à la lingerie, traversa la cour pour rejoindre les autres Sœurs à la classe.

Elle aperçut au-dessus du champ des visions la lueur bien connue, mais par un singulier mouvement de résistance, elle détourna vivement la tête, pour ne pas voir, et pénétra toute troublée dans la classe.

En cette fête des Sept-Douleurs, l'Eglise prête à Marie ces paroles :

« O vous qui passez, arrêtez-vous, et voyez s'il est une douleur comparable à la mienne : *Attendite et videte si est dolor sicut dolor meus.* »

Sœur Saint-Cléoph. ne voulut point voir, et passa outre.

Mais quelle lecture spirituelle distraite, que celle-là. Ses compagnes étonnées se demandent ce que sœur Saint-Cléophas peut bien avoir pour le moment.

Tout à coup, poussée par un attrait mystérieux, la lectrice ferme brusquement le livre et s'écrie :

« Allons voir... Je suis certaine que l'Apparition est là. »

Et Elle était là, en effet, et semblait attendre, une tache rouge au côté offrant l'aspect d'un cœur sanglant.

La divine Marie venait, sans doute, partager avec elles ses mystiques douleurs, et toutes pouvaient répondre avec les paroles de l'Eglise : « *Consolabor te, Virgo filia Sion ? Magna est velut mare contritio tua !* — Vous voulez que je vous console, o Vierge, fille de Sion ? Eh bien, oui, votre douleur est grande comme l'Océan ! »

Les trois religieuses prièrent avec une ferveur émue durant cette vision, qui éloignait bien loin de leur esprit les idées de doute et de crainte.

Elles se sentaient à l'aise devant cette Mère de Douleurs, et un grand sentiment de foi et de confiance leur pénétra l'âme et le cœur.

« Oh ! oui, maintenant, je crois ! » disait sœur Saint-Cléoph., « mais je voudrais d'autres témoins. »

On court au bourg chercher les témoins désirés.

Au moment où ils vont franchir le seuil de la maison, la vision disparaît.

Ce fut un grand chagrin, vous le pensez, pour les personnes appelées, qui s'en retournèrent discrètement.

A peine sont-elles reparties, que l'Apparition se manifeste à une seconde reprise.

Ce fut à cette vision que se passa la scène suivante, passablement suggestive :

Des étrangers étaient venus plus d'une fois frapper à la grille cadenassée, qui, comme bien on pense, ne s'ouvrit pas devant eux.

Furieux ils s'emportèrent en menaces contre l'école libre qui a déjà connu les tracasseries.

La sœur Directrice, que toutes ces colères préoccupaient vivement, se jeta à genoux dans la cour, et les yeux tournés vers ce point de l'horizon, d'où la Vierge venait de disparaître, elle s'écria :

« Bonne Mère, je vous en prie, si vous venez pour nous bénir reparaissez encore. »

Et au même instant l'Apparition se montra toute rayonnante de beauté, pour disparaître quelques minutes après.

# Cinquième et Sixième
# Apparitions

*28 et 29 Mars*

*28 Mars.* — A 4 heures 1/2, toujours au moment du chapelet, l'Apparition se manifeste de nouveau.

Cette fois la divine Vierge ne récuse pas les témoins de l'extérieur.

Madame G. se trouvait à la barrière avec sa petite fille. — On courut lui ouvrir.

D'autres personnes se présentèrent et furent aussitôt introduites : M<sup>mes</sup> D., A.. L., et M<sup>lle</sup> J.

Toutes furent favorisées de la même vision.

Mais ce jour-là l'Apparition, quoique très nette, se montra moins brillante qu'à l'ordinaire.

*29 Mars.* — La foule, que rien encore n'attirait au champ des Apparitions, se transporta nombreuse devant l'école, en cette soirée du Dimanche.

C'était l'heure de la récitation du chapelet.

La pluie se mit à tomber avec violence et toute cette foule, dérangée par ce fâcheux contre-temps, se mit à causer bruyamment; le recueillement faisait totalement défaut.

Aussi l'attente fut inutile.

La foule se dissipa trompée dans ses espérances ; et il est à remarquer que cette scène se produisit plus d'une fois autour des roches Massabielle.

L'espérance des Sœurs et des enfants ne fut pas déçue. L'Apparition se manifesta de nouveau pendant quelques instants à ses voyantes privilégiées, qui l'appelaient, elles, par de ferventes et aimantes supplications.

# Septième Apparition

## 30 Mars

Ce jour-là, on travaille ferme dans la classe de sœur Saint-Patrice quand les plus grandes, celles qui de leur place aperçoivent le coteau, s'arrêtent la plume levée et la figure rayonnante, au beau milieu d'une dictée.

La maîtresse a compris : l'Apparition est là ; alors, sans attirer l'attention des plus jeunes, la Sœur s'approche des petites voyantes et leur murmure :

« Mes enfants, la Sainte Vierge veut avant

---

(1) Cette scène touchante se retrouve aussi dans l'Apparition de Pontmain. — Les enfants Eugène et Joseph Barbedette, emmenés par obéissance du lieu de la vision, pour piler des ajoncs, et pour prendre leur repas, accourent de temps en temps constater que la Belle Dame est toujours là et attend souriante.

tout l'ordre dans la classe ; si c'est Elle qui daigne nous apparaître, Elle nous approuvera.. Travaillez ! »

Et pendant tout le temps que dure la classe, l'Apparition demeure visible et resplendissante.

D'un regard plein d'attendrissement, la maîtresse, qui de son bureau ne peut apercevoir le champ, interroge de temps en temps les enfants : « Est-Elle encore là ? »

Un signe de tête affirmatif l'assure de la persistance du céleste phénomène.

Pendant tout ce temps, le travail fut pieusement entrecoupé d'invocations et d'oraisons jaculatoires, qui n'étaient pas sans intriguer beaucoup les plus jeunes.

Mais le grand mur était là pour réprimer toute tentative de curiosité.

La Vierge, immobile et resplendissante, semblait se délecter de cet acte généreux qui fit préférer le devoir à la consolation.

Puis la vision s'évanouit.

Avec une délicatesse admirable l'Apparition avait toujours respecté l'heure de la classe et attendu, pour se révéler, la prière qui la termine.

Pourquoi cette dérogation aux habitudes de la céleste Visiteuse ? La Sœur se posait cette énigme sans pouvoir la résoudre.

Or, vers 4 heures, au moment de la prière, des religieuses d'un autre ordre et plusieurs élèves envahirent la classe pour s'y établir jusqu'à 7 heures du soir.

On pria beaucoup pour rappeler la belle Vision. — Peine inutile : elles ne devaient point *voir*, et plutôt que de les affliger en se révélant, en leur présence, aux yeux de plus favorisées, la divine Vierge avait devancé l'heure.

# Huitième Apparition

## 31 Mars

Comme on le voit, c'est pendant le mois de Saint-Joseph que les apparitions furent surtout nombreuses.

Commencées la veille de sa fête elles s'accumulent dans cette fin du mois béni, comme par une délicate attention de l'Epouse sainte et bénie entre toutes.

Ce jour-là, il y eut vision à l'école. de 4 heures 1/2 à 6 heures moins un quart.

L'Apparition se manifesta, à plusieurs reprises, avec un éclat qui semblait de plus en plus rayonnant, à mesure que la prière devenait plus fervente.

« Ma Sœur », s'écria brusquement la sœur Saint-Cléophas, laissez-moi aller jusqu'au plateau, avec quelques enfants... Nous verrons la

Sainte Vierge de près, et peut-être bien qu'Elle nous parlera... »

Et les voilà parties, récitant le rosaire, tout en cheminant à travers le bourg, au grand étonnement de plusieurs mamans qui trouvèrent, sans doute, cette dévotion intempestive...

Auparavant, on était convenu qu'un mouchoir, fixé au bout d'un bâton, serait agité au moment propice dans le cas où l'Apparition ne serait visible que de l'Ecole.

Chose étonnante, en effet, les personnes qui ont été favorisées des visions de l'école ne voient généralement pas du champ Lepetit ; c'est comme un privilége qui demeure pour elles attaché à ce lieu béni.

Une dame, toutefois, et deux enfants ont *vu* des deux endroits ; je dirai quelle utile conclusion je veux tirer de cette exception pour le discernement des esprits.

Cependant, la Sœur et les enfants étaient parvenues jusqu'au champ Lepetit... On les vit aussitôt, singulièrement *rapetissées* par la distance, errer dans le voisinage de l'Apparition toujours radieuse, sans cependant la découvrir.

Nos exploratrices, après avoir interrogé le signal, hésitèrent un instant, puis s'avancèrent du côté de Fontenay.

— Où vont-elles, s'exclamait-on de l'école, mais c'est trop loin... Et on supplia la divine

Vierge de les ramener en meilleur chemin.

Le mouchoir demeurant toujours immobile, la Sœur et les enfants revinrent sur leurs pas...

A un moment, le petit groupe sembla passer sous le nuage lumineux, car un rayonnement les enveloppa.

Les mouchoirs s'agitèrent aux fenêtres de l'école...

L'emplacement était trouvé.

Il s'étend, à droite de l'arbre des visions, sur une trentaine de mètres (1).

De l'école, on vit la Sœur et les enfants immobiles, et toutes de s'écrier avec une sainte envie :

« La Sainte Vierge leur parle, sans doute ... Comme elles sont heureuses !.. »

A cet instant les prières redoublent et s'exhalent en invocations ardentes et pressées :

« Bonne Mère !...

Protégez l'Église..., le Souverain Pontife...

Sauvez la France...

Convertissez les pécheurs.

---

(1) Dès lors, sur la gauche du spectateur. Le lendemain, 1er avril, Louise Polinière avait sa première vision, et distinguait, sans le secours de personne, l'arbre où se font les visions du champ. — Cet arbre fait partie de l'emplacement où se manifesta l'Apparition.

Soutenez les congrégations..., la nôtre, en particulier...

Guérissez nos malades...

Bénissez nos maisons...

Faites de toutes les religieuses du Sacré-Cœur des saintes...

Veillez sur les écoles libres... »

L'Apparition devient plus resplendissante, puis elle disparaît.

Cependant, le salut sonne à la paroisse, et je vous donne à penser en quelle hâte on a rejoint les messagères dépêchées vers Marie.

Hélas ! elles n'avaient rien *vu*, pendant que de l'école on continuait à jouir de la bienheureuse Vision.

Ce fut un avertissement que chacun comprit : C'est de la classe que nous la verrons ; nous n'irons pas au champ, comme tout le monde.

Pour ma part, j'admire la délicatesse de la Sainte Vierge qui n'a pas voulu que ses voyantes de l'école fussent mêlées aux étranges événements dont le champ sera désormais le théâtre.

C'est une séparation des phénomènes, voulue par la céleste Apparition, et dont il faut tenir grand compte.

C'est déjà, tout indiqué, le discernement des faits.

# De la Neuvième
# à la Onzième Apparition

## *1ᵉʳ, 3, 6 Avril*

*1ᵉʳ Avril.* — L'Apparition se révèle à l'heure
ordinaire, vers 4 heures 1/2, aux Sœurs et aux
enfants.

Détail bien digne d'attention : en ce premier
jour de la Semaine Sainte, où l'Eglise se remé-
more les grandes souffrances et les humiliations
du Christ Rédempteur, la Vierge de la vision
semble avoir perdu la splendeur des autres
jours.

Elle apparait comme voilée par un nuage.

*3 Avril.* — Sœur Saint-Patrice, seule à la
classe, voit l'Apparition, depuis 3 heures jusqu'à 4 heures 1/2.

4

Elle est toujours comme voilée par un nuage.

Nous sommes au Vendredi-Saint, à l'heure où les grandes douleurs étreignaient son âme où les larmes brûlantes coulaient de ses yeux : « *Oppressit me dolor...* »

La sœur Sainte-B. arrive sur ces entrefaites, et toutes les deux ont la vision de la Vierge douloureuse.

*6 Avril.* — Aucune vision le jour de la Résurrection.

La divine Mère s'efface dans ce triomphe de son divin Fils sur la mort.

Le lendemain, de 3 heures à 4 heures 1/2, la sœur Sainte-B. revoit l'Apparition qui se révèle dans sa beauté des premiers jours.

Les deux autres Sœurs ont encore assez de bonheur pour rentrer à temps et jouir de la vision jusqu'à 5 heures.

# Douzième Apparition

## 9 Avril

Ce jour-là ce ne fut point la Reine du ciel qui apparut aux Sœurs dans une céleste clarté, mais la flèche d'un monument qui dominait la cime des arbres.

Les trois Sœurs, M<sup>mes</sup> G. et Lav. ont parfaitement distingué le phénomène.

Les deux plus jeunes Sœurs, surtout, m'ont fait une description singulièrement précise de cette flèche gothique.

La forme des fenêtres était nettement tracée ; chacune d'elles était traversée par un meneau taillé en biseau, qui se ramifiait au sommet. — Quatre fenêtres étaient vues presque de face ; deux autres, vues de profil, se perdaient en partie dans la courbe du monument. — La lumière faisait étinceler des vitres; le toit resplendissait. Tout le monument était éclatant par la blancheur de ses pierres.

Les voyantes se munirent même d'une longue vue pour mieux observer, et purent interposer la lunette entre leurs yeux et l'objet entrevu.

La sœur directrice a parfaitement distingué le clocher miraculeux, mais il lui est impossible d'en bien préciser les détails.

La raison en est assez curieuse.

Elle fut tellement navrée de voir surgir le clocher, au lieu et place de la Vierge, qu'elle ne put contenir l'aveu de son désappointement : « On dira que c'est là notre Apparition », gémissait-elle.

Revenue de son saisissement, elle voulut à son tour contempler plus attentivement le monument, cause de son chagrin, mais la vision s'évanouit.

Aussi, elle est toute confuse quand je lui demande de me préciser les détails :

« J'ai mal vu », répond-elle, « j'étais trop fâchée ! »

Pourquoi, alors que tous leurs désirs les portaient à revoir une Vierge, ces bonnes Sœurs ont-elles vu un clocher ? — Je vous le demande, ô profonds oracles de la suggestion !

# Treizième Apparition

## 10 Avril

Madame Le J... se présenta, ce jour-là, à la maison des Sœurs. Elle venait dans le but de dissiper un doute qui la torturait, car elle espérait voir de ce lieu béni.

Elle vit, en effet, et les Sœurs avec elle.

Cette dame, intelligente et distinguée, est un témoin de premier ordre.

Comme elle avait *vu* de la ferme de M<sup>e</sup> Travers dans la *direction de l'arbre des Apparitions,* et de la maison des Sœurs, je voulus connaître son sentiment sur la nature de ces différentes visions :

« Quelle impression, Madame, vous fit la vision dont vous fûtes favorisée à la ferme ? »

— « Oh ! je ne fus pas satisfaite du tout... »

En effet, la nuit fut fort agitée, paraît-il ; cette dame, tourmentée par le souvenir de cette vision refusa de faire un voyage à Caen, et, voulant à tout prix tirer la chose au clair, dit avec vivacité : « Puisqu'on *voit* de chez les Sœurs, j'irai voir aussi. »

Chose remarquable, les Sœurs qui n'avaient pas revu l'Apparition depuis plusieurs jours, furent favorisées cette fois, et Madame L. J. fut des leurs.

Je reprends le dialogue :

« Eh bien ! Madame, quelle impression vous fit cette seconde vision ? »

— « Oh ! excellente. J'étais heureuse. »

— « Vous reste-t-il le sentiment, la conviction que vous avez vu la Très Sainte Vierge ?... »

— Après un moment d'hésitation et avec un bon sourire :

« Eh bien !... oui ! »

J'ajouterai, ici, une autre note qui caractérise également la vision de l'école.

Ce même jour, je me rendis au champ des Apparitions. — Chemin faisant, je rencontrai une famille du pays qui gravissait le tertre. Une fillette de onze ans se trouvait à côté d'une grande sœur. Je vis à la figure de l'enfant qu'elle devait être de l'école congréganiste, et j'engageai la conversation.

— « C'est elle, me dit la sœur aînée, qui a poussé l'exclamation que l'on sait, à la première vision de l'école. — C'est aussi une des rares écolières qui ait *vu* également au champ des apparitions. »

— « Ah! dites-moi donc quelle a été votre impression quand vous avez *vu* ici. »

— « J'étais bien émotionnée, et même j'ai eu grand'peur, et pourtant j'ai *vu* plusieurs fois de l'école. »

— « Et quand vous voyez de l'école ? »

— « Ce n'est pas la même chose. »

— « Si vous aviez à choisir entre la vision que vous avez eue ici et celle de l'école, laquelle aurait vos préférences ?

Et aussitôt la fillette de me répondre vivement et avec un expressif jeu de physionomie :

« Oh! mais, celle de l'école ! »

La vision de l'école est, en effet, une vision qui calme et repose ; on y sent une influence bienfaisante. Les sentiments que toutes y éprouvent sont bien dignes de Celle que l'Eglise nous montre *tout affluente de délices*.

# Quatorzième et Quinzième
# Apparitions

*12 et 18 Avril*

Nous sommes, à cette date, au premier dimanche après Pâques :

*12 Avril.* — L'Apparition se manifesta aux Sœurs pendant 10 minutes.

Toutes les trois virent distinctement la Vierge étendre les mains pour bénir.

Aussi, ce fut le cœur tout à la joie que les trois voyantes descendirent à l'église où les appelait l'office du soir.

*15 Avril.* — Je lis sur les notes de la bonne Sœur que ce jour-là « plusieurs personnes pénétrèrent dans la cour, où elles virent l'Apparition ».

J'en demande bien pardon à sœur Saint-Patrice, mais ces personnes virent une apparition, qui n'était point l'Apparition de l'école; voilà pourquoi elle et toutes ses compagnes eurent beau regarder : elles ne virent absolument rien de cette Vierge-là.

En constatant que deux de ces personnes étaient seules à *voir*, les bonnes Sœurs durent s'humilier et se dire que, sans doute, la Vierge ne les trouvait pas dignes de se révéler à elles, ce jour-là, comme aux autres.

Ne vous désolez pas, bonnes Sœurs, cette vision ne doit pas vous laisser de regrets.

Ce serait une erreur de croire que la circonstance de *voir de l'école* constitue, — à mes yeux, du moins, — le cachet des Visions que je crois d'ordre divin.

Pour cela, à mon sens, il faut *voir en même temps que les Sœurs et les enfants*, et la même Apparition, avec les mêmes circonstances et les mêmes détails de vision.

Or, ce n'est pas le cas de ces visions particulières et pour ainsi dire détachées, qui ne présentent pas les détails accoutumés dans ce qu'ils ont de plus important, et dont l'Apparition des Sœurs s'entoure à toutes les fois.

Je n'en accepte qu'un seul cas, que je raconterai plus loin et qui s'impose par ses détails aussi extraordinaires que touchants.

Je ne puis donner, ici, toutes les impressions

des voyants, à cette fameuse vision de M. D...
et de M<sup>lle</sup> de X...

La prétendue Vierge se présenta de très près.

(Marie Martel voit également son apparition
près d'elle. — L'autre jour, elle la vit pénétrer
jusque dans la classe, où elle était en obser-
vation, si bien que la fenêtre avait disparu à
ses yeux. — Les Sœurs et les enfants *voient* au
même endroit, dans les mêmes conditions de
clarté et de mystère).

Les deux voyants remarquèrent la splendeur
toute mondaine de l'Apparition. — Une riche
dentelle, longeant le vêtement, attirait auda-
cieusement le regard.

« Avez-vous vu la dentelle ? » furent les premiers mots des deux visionnaires. — M. D. fit,
au sujet de cette vision, des remarques fort
justes qu'il confia à ses amis ; je ne serai pas
davantage indiscret.

Je prétends bien que cette vision ne fut pas
la bonne, et j'en conclus que de la cour des
Sœurs on put observer deux ordres de phénomènes tout différents.

Quand tout le monde fut parti, et que la
maison fut rentrée dans son calme et son
recueillement, la céleste Apparition se montra
à sœur Saint-Cléoph., pendant qu'elle était en
prières.

Celle-là se recommandait par autre chose que l'étalage de la plus mondaine des chevelures, etc., et par le charme des dentelles !!

———

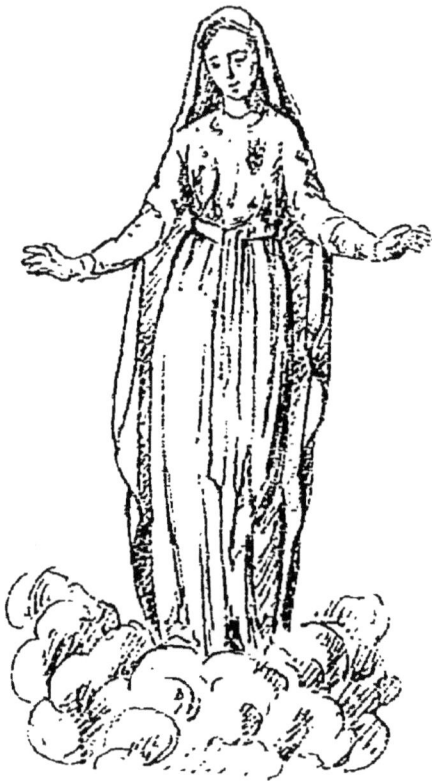

# Seizième Apparition

## *19 Avril*

M<sup>me</sup> Le J., sa sœur M<sup>me</sup> A., et M<sup>lle</sup> Delph. viennent à l'école dans l'espérance de voir.

Deux Sœurs, la Directrice et la plus jeune, ainsi que les pensionnaires, se joignent à elles pour réciter le chapelet.

Bientôt, la Vierge bénie se montre à leurs regards consolés.

Cette fois-là, Elle parut comme moins éblouissante qu'à l'ordinaire, mais en revanche la vision fut d'une netteté admirable, malgré la distance toujours conservée par l'Apparition.

Les plis du voile et de la robe se distinguaient parfaitement.

A ce moment, on voyait de l'école une foule

considérable, des milliers de pèlerins, se presser sur le plateau.

On vit, alors, la divine Vierge lever sur cette foule ses mains bénissantes et les abaisser comme pour répandre ses grâces.

A ce spectacle, une émotion indicible s'empara des voyantes ; des larmes, douces entre toutes, coulèrent de tous les yeux.

Aussi pas un instant de répit ne fut donné à la prière incessante qui s'exhalait du cœur par le cri des lèvres. — Telle semblait être la volonté de la suave Apparition, qui se voilait comme pour disparaître à toutes les fois que l'on suspendait la prière pour se communiquer ses réflexions. Aussi, comme les prières reprenaient aussitôt, incessantes et brûlantes.

A ce nouvel élan de ferveur, la Vierge répondait par sa douce présence.

Enfin, elle disparut à leurs yeux.

Par une attention bien digne de la Reine du ciel, deux des voyantes de ce jour, dont la vue est gênée par la myopie, eurent la faveur de distinguer l'Apparition aussi nettement que les autres.

Quand les visiteuses de ce jour furent parties, les voyantes restées à l'école virent, tout à coup, un nuage épais s'élever à l'endroit même où la Vierge venait d'apparaître, et se répandre aux alentours.

Etait-ce l'abime qui s'ouvrait à ce moment, et symbolisait ainsi l'œuvre ténébreuse de Satan et les ombres de doute et d'impiété qu'il comptait répandre sur l'œuvre divine ?

Il est permis de le croire.

———

# Dix-septième Apparition

## 28 Avril

Pendant près de vingt minutes, l'Apparition fut visible de l'école pour les Sœurs et les enfants.

Un nuage lumineux descendit majestueusement au milieu des lointains feuillages, et la Vierge apparut au sein de cette clarté.

Seule, la fillette L. F. n'était pas présente à l'école, au moment de la vision.

Le motif de cette absence doit être noté : l'enfant avait reçu la mission charitable de faire une petite collecte, dans le bourg, afin d'acheter une couronne pour honorer la tombe d'une petite fille qui venait de mourir.

Quelle ne fut pas sa désolation en apprenant

qu'on avait vu la Sainte Vierge pendant le temps de son absence.

Elle remit sa collecte toute soucieuse, et, oubliant complétement son petit succès de quéteuse, elle vint, le cœur gros, se mettre en contemplation devant la bienheureuse fenêtre.

Tout à coup, elle pousse un cri : Elle venait d'apercevoir une grande clarté au sein de laquelle apparut la Vision tant désirée.

L'enfant était bienheureuse, mais vivement impressionnée.

Songez donc... c'était pour elle toute *seule*, et ça lui fit quelque chose de se voir si vite récompensée de son acte de charité.

Ce n'est rien que cela, me direz-vous. — Eh bien ! moi, je trouve que le diable n'en ferait pas tant. — Ces délicatesses-là le dépassent, lui, le mauvais et le haineux !

Il peut imiter cela, après coup ; il ne sait pas l'inventer.

Plus tard, la sœur Saint-Cléoph. revit l'Apparition pendant ses prières.

Aux paroles : « *Sancta et Immaculata Virginitas...* », la céleste Vision devint plus resplendissante.

# Dix-huit et Dix-neuvième
# Apparitions

### 1er et 2 Mai

1er Mai. — Pendant la récitation du chapelet
l'Apparition fut visible pour les Sœurs. les
enfants et plusieurs personnes étrangères,
Mme et Mlle A. de Saint-H...

Il semble que la divine Vierge se devait à Elle-
même de se manifester à ses voyantes en ce
premier jour du mois de Mai.

Aussi je vous laisse à penser avec quels
sentiments d'amour le mois de Marie fut
inauguré par les petites écolières de Tilly.


2 Mai. — Il y eut vision de 4 heures à
4 heures 35. — Les voyantes furent les mêmes
que la veille.

Au moment où la Vierge allait disparaitre, l'arbre de droite refléta les teintes les plus brillantes.

La ferveur des petites écolières fut admirable pendant toute cette vision.

Les yeux pleins de larmes, elles suppliaient la divine Vierge de ne pas les quitter. — Les mains se tendaient vers la Vision. — C'était une scène des plus touchantes.

La Vierge disparut et une vapeur blanche et légère monta vers le ciel, symbolisant, peut-être, Celle que l'Eglise salue de ce chant d'admiration :

« *Quelle est Celle qui s'élève du désert..., blanche comme une vapeur d'encens...* »

# Vingtième Apparition

## 27 Mai

Plusieurs jeunes filles, enfants de Marie, sont venues prier la Vierge en ce lieu béni.

Elles ont demandé sans relâche à la divine Marie de se manifester en leur présence. — Tout fut inutile.

Elles seront dédommagées par la vision du ciel.

Les religieuses ne furent pas plus favorisées qu'elles.

Il fallut se retirer sans avoir *vu*.

Vers 6 heures 1/4, la sœur Directrice se sent comme poussée à venir dans la classe.

Elle regarde : l'Apparition était là.

Sœur Sainte-B., aussitôt appelée, se hâte de venir prendre sa part de bonheur, et pendant près d'un quart d'heure les deux religieuses prièrent de toute leur âme, n'oubliant pas de recommander à Marie les intentions qui leur tiennent le plus au cœur.

# Vingt et unième Apparition

*11 Juin*

Le 11 juin fut une journée privilégiée.

Il faut dire que ce jour-là se célébraient les premières vêpres d'une fête chère à la communauté des religieuses du Sacré-Cœur.

Les enfants devaient entrer en vacances le lendemain, et pour ce motif il y avait classe le jeudi.

Depuis 2 heures 1/2 jusqu'à 5 heures 1/4, il y eut une vision d'une incomparable beauté.

Groupées aux fenêtres de la classe, Sœurs et enfants priaient avec un saint enthousiasme, avec ce sentiment intense de foi, de recueillement et d'amour que semble seule donner la présence du divin.

Comme je l'ai déjà noté, vous trouvez, au

début des manifestations du préternaturel *inférieur*, de la joie et même une sorte de bonheur.

Prenez ce bonheur par un examen attentif, et vous reconnaîtrez, à des signes non douteux, que ce n'est pas cette joie pure, recueillie, pénétrante et sanctifiante qui ne se retrouve que dans le divin. — Du reste, il ne se passe pas un long temps avant que ce *defectus* ne se révèle par des détails, en apparence insignifiants, et qui ont, en ces matières, une portée immense.

Je ne trouve pas qu'il y ait à craindre de trop appliquer ce principe dans l'étude des visions dont le champ est le théâtre.

Ce qui me frappe, dans les visions des petites écolières et de leurs maîtresses, c'est précisément le caractère *supérieur* de leur joie *spirituelle* en présence de l'Apparition, et *surtout après*.

Comme le note, dès le commencement, la Supérieure :

« On sent vraiment qu'un souffle du surnaturel a passé sur ces petites âmes.. ; nous-mêmes, nous nous sentons toutes transformées par des intentions plus parfaites... »

Pendant cette longue et splendide vision, que de Rosaires furent récités, et avec quelle ferveur.

Rosaires, chants, invocation : « Notre-Dame du Sacré-Cœur, priez pour nous », tout rendait l'Apparition de plus en plus radieuse.

Un des cantiques a pour refrain :

> Du Paradis
> Tu descendis
> Sur notre terre
> O bonne Mère.

Ces mots rendaient la Vision plus resplendissante encore, et cette beauté semblait révéler comme un reflet plus parfait des clartés célestes (1).

Il arriva qu'une enfant fut privée de cette vision.

La fillette, en larmes, déclara qu'elle ne voyait pas, cette fois.

Son chagrin était si grand que ses compagnes, émues de sa peine, la plaçaient à tous les endroits meilleurs pour lui faciliter la contemplation de la Vision.

Elle pleura et pria pendant tout ce temps, sans rien obtenir, cette fois-là, du moins, car

---

(1) Je concéderai aux esprits soupçonneux — c'est leur droit — que ces signes, *isolés*, peuvent se retrouver, par instants, dans des apparitions d'ordre inférieur. — Ces éclats peuvent être factices.

Rapprochés de tout l'ensemble si noble, si mystérieux, si digne du ciel, ces détails gardent toute leur valeur.

nous la retrouverons plus heureuse, et aux premières places dans la faveur céleste.

Ne serait-ce pas, ô hypnotiseurs, pour vous démontrer que l'*entraînement* n'est pour rien dans tout cela !

Plusieurs personnes, parmi lesquelles un *Commissaire de police* d'un quartier de Paris, se présentèrent, à ce même instant, à la grille.

Une enfant vint les prévenir qu'on n'entrait pas, mais qu'on pouvait voir d'un endroit voisin, de l'autre côté du chemin.

On s'y rendit, et le Commissaire vit resplendir l'Apparition, la même, selon toute probabilité, que celle qu'on admirait de l'école.

En tous les cas, il est un témoin excellent du *préternaturel* à Tilly.

Avec l'esprit d'investigation et de contrôle qui caractérise les magistrats parisiens, il fit sur lui-même certaines expériences qui lui prouvèrent que sa vision était bien objective. — M. de B. n'est pas homme à se dérober quand il s'agira de donner son témoignage.

———

# Vingt-deuxième Apparition

## 3o Juin

Le mardi 3o juin, pendant la récitation du chapelet, l'Apparition se manifesta de nouveau dans la pose de la médaille miraculeuse.

Toutes les voyantes ordinaires n'étaient pas là.

La sœur Saint-Cléophas et plusieurs enfants étaient descendues à l'église pour assister à une cérémonie funèbre.

Au retour de la cérémonie, l'Apparition se manifesta de nouveau pendant les prières.

J'ai raconté qu'à la belle vision du 11 juin une enfant, malgré ses larmes, ses prières et l'empressement charitable de ses petites compagnes, avait été privée de la céleste faveur.

Or, le 30 juin, elle *vit* comme les autres ; sa joie faisait plaisir à voir ; la figure rayonnante de bonheur, elle s'en donnait à plein les yeux.

———

# Vingt-troisième Apparition

## 2 *Juillet*

Au jour de la visitation, la céleste Apparition rayonne de nouveau au·dessus du champ.

La vision fut de courte durée pour les Sœurs et les enfants. On eût dit que la Vierge tenait seulement, en ce jour de fête, à montrer qu'Elle était toujours attentive à répondre aux espérances de ses voyantes.

Le recueillement, du reste, laissait à désirer, par suite du grand nombre de visiteurs.

Les étrangers, présents dans la cour, n'eurent pas la faveur de *voir*.

En revanche, un fait, qu'il est bien permis de classer parmi les visions divines, mérite une mention spéciale.

Profitant de la distraction forcée que donnaient aux religieuses tous ces visiteurs, trois fillettes des plus jeunes vinrent s'asseoir sous le cerisier de la cour, face au lieu des visions, et se mirent à réciter dévotement leur chapelet.

Tout à coup, la plus petite, âgée de six ans, pousse le coude à sa compagne et lui dit :

« Vois-tu quelque chose, Marie ? moi, je vois la Sainte Vierge. »

On demande à la petite Marie-Louise ce qu'elle voit :

— « La Sainte Vierge », répond-elle.

— « Vois-tu autre chose ? »

— « Oui, des petits anges sous ses pieds et autour d'Elle. »

Et elle se met à les compter.

— « C'est tout ? tu ne vois plus rien ? »

— « Si, je vois à ses pieds une religieuse avec une couronne sur la tête. »

— « Comment est-elle, la religieuse ? »

— « Elle est tout en blanc. »

— « Mais il n'y a pas de religieuse tout en blanc », lui est-il répondu, pour éprouver sa véracité.

Et le bébé de répondre :

— « Si, elle est tout en blanc. »

Il fut impossible de la troubler dans sa petite description.

Un jeune homme, M. H., écoutait avec émotion. Il était venu à Tilly, dès les premiers jours, pour recommander aux prières une religieuse norbertine, sœur Saint-Antoine de Padoue, qui était mourante.

On avait fait une neuvaine de prières à l'école : c'était au commencement des apparitions. Sa mort survint au moment où M. H. arrivait à Tilly pour la première fois.

Le jour de sa mort, la jeune mourante avait dit à la supérieure, sa parente, et à ses compagnes qui entouraient son chevet : « Tilly... 4 heures... famille Husson... prier beaucoup... »

A noter encore qu'elle avait pris l'habit le jour de N.-D. des Anges.

Cette vision si concordante de la petite Marie-Louise ne signifiait-elle pas que sœur Saint-Antoine était maintenant dans la gloire ?

— Il est bien permis de l'espérer.

En tous les cas, personne n'avait décrit à l'enfant le costume des norbertines qui était totalement inconnu, et qui, de plus, n'est complétement blanc que pour les novices.

A la rentrée qui vient de s'effectuer, on a présenté à la petite Marie-Louise un groupe de religieuses où, du premier coup, son petit doigt a désigné la novice (1).

---

(1) Cette scène s'est reproduite dans une vision du champ. — Ce second fait, venant après l'autre, sans raison, a tout l'air d'une copie portant l'empreinte d'une fausse authenticité divine. — Le démon se plaît à ces jeux.

---

# Vingt-quatrième Apparition

## 3 Juillet

Le 3 juillet, l'Apparition vient de nouveau jeter le ravissement dans l'école.

De 5 à 7 heures, à plusieurs reprises, la Vierge fut visible pour les Sœurs et les enfants.

Les étrangers qui remplissaient la cour n'eurent pas le même bonheur.

C'était touchant de voir les enfants s'écrier d'une seule et même voix : « La voilà ! Elle joint les mains !.. Elle nous bénit !... »

M. Lardeur, dans *La Vérité,* a raconté avec émotion cette scène inoubliable dont il fut le témoin :

« Figurez-vous quarante ou cinquante fil-
« lettes, dont la plupart étaient, l'instant d'a-
« vant, parfaitement insouciantes, tombant si-

« multanément en arrêt devant l'image radieuse
« qui vient de leur apparaître à ce point nette
« et définie que toutes, depuis les plus petites
« jusqu'aux plus grandes, nous la détaillaient
« tout haut avec un accord admirable.

« Figurez-vous toutes ces petites têtes grou-
« pées à la grande fenêtre de la classe, autour
« de la Supérieure qui voit, elle aussi. — Un
« tableau idéal, rappelant par les airs de têtes,
« l'intensité de l'expression, la sincérité écra-
« sante, les plus merveilleuses conceptions des
« primitifs italiens ! Mais un tableau divi-
« nement animé, un chœur de voix célestes,
« chantant, priant, scandant les invocations
« avec une énergie, un accent qui nous péné-
« trait l'âme.

« Ah ! ce que j'aurais donné pour qu'une
« demi-douzaine de ces savants parisiens, im-
« béciles ou canailles, assistassent à cette scène
« et nous formulassent, *loyalement*, pour une
« fois, leur dernier avis de derrière le crâne !

« Ont-elles eu le temps de se rappeler le mot
« d'ordre ou de se suggestionner réciproque-
« ment, toutes ces fillettes qui s'exclamaient
« d'une seule voix : Oh ! Madame (appellation
« donnée à la Supérieure), regardez ! la voici
« qui joint les mains... qui nous bénit... Oh !
« Madame ! qu'elle est belle !

« Mais non ! hypnose et machination, voilà

« quel serait encore le dernier mot dardé par
« leur langue de vipère ! »

Pendant ce temps, sous la fenêtre de l'école,
au milieu des visiteurs, se passait une scène
étrange et pénible à voir.

Au moment même où ses compagnes voyaient
la belle Apparition qui les ravit, une fillette
était en proie aux effets de l'influence mauvaise. — Satan venait jusque dans la cour de
l'école continuer la lutte qu'il soutient au
champ des visions.

Dieu permit, sans doute, que le démon in-
fluençât, un moment, la pauvre fillette pour
qu'il fût bien démontré à tous que les événements de Tilly ne relèvent pas de la simu-
lation.

Cette épreuve n'est point un déshonneur,
puisque des saints eux-mêmes ont connu ces
mystérieux pouvoirs du démon sur leurs sens
et sur leurs organes.

Pendant deux heures, cette enfant qu'on
disait en extase demeura dans un état qu'on ne
se rappelle qu'avec peine.

Elle déclara voir la Sainte Vierge. On la fit
asseoir; plusieurs personnes, qui s'empres-
saient autour d'elle, étaient impuissantes à la
retenir sur la chaise ; il fallut la laisser glisser
sur le sol : ses bras étaient d'une raideur ex-

trême, on les aurait brisés plutôt que de les redresser ; ses yeux étaient opiniâtrement fixés sur un même point ; sa bouche était souriante, mais d'un sourire qui faisait mal aux personnes d'une piété éclairée. Son visage, cependant, était d'une beauté surprenante, absolument extraordinaire ; c'est au point qu'un des témoins de ce phénomène laissa tomber de ses lèvres cette parole insensée : « Quand on a vu cette physionomie, on ne désire plus voir la Sainte Vierge ! »

Jugez par là de l'impression troublante que causait cette beauté dont plusieurs avaient bien remarqué l'expression mauvaise.

Le démon n'eut pas le pouvoir de transfigurer tout ce corps, et la pauvre enfant, se traînant sur le ventre, le corps déformé par d'inexplicables gonflements, les pieds à certains moments retournés dans le dos, s'épuisait en d'inutiles efforts pour saisir son Apparition.

Elle jetait parfois son chapelet vers la vision, se traînait jusque-là, avec des sourires étranges. Plusieurs chapelets et des croix qu'on lui présenta, furent rejetés au loin.

Et pendant ce temps la belle tête se dressait altière, orgueilleuse, au-dessus de ce petit corps rampant et humilié.

Les religieuses, attristées, s'empressèrent de

soustraire les enfants à ce spectacle et les emmenèrent dans la classe où l'on se mit à prier.

A ce moment, la Vierge se manifeste, toujours belle et rayonnante, au-dessus du champ, pendant que la pauvre petite, toujours rampante, poursuit, de ses gestes caressants, la louche vision.

Les heureuses petites voyantes jettent, par-dessus le val, leurs chants d'amour à l'Apparition qui lève les mains pour bénir, puis s'immobilise dans la pose de l'Immaculée, belle et majestueuse, au sein de la douce clarté qui l'environne.

Sous les fenêtres, la pauvre enfant parait souffrir davantage.

Ce que voyant, ses petites compagnes se mettent à prier, *les bras en croix*, avec une ferveur incomparable.

Quelle scène que celle-là !

Malgré la joie de revoir la suave Apparition, le soir, il y eut des larmes répandues aux pieds du crucifix, et je lis, sur un cahier de notes, ces mots qui en disent long :

« Cette soirée ne s'effacera jamais de ma mémoire. J'ai versé bien des larmes, et si je savais que de pareilles scènes dussent se renouveler ici, je supplierais la Très Sainte Vierge de ne plus revenir.... »

Bonnes Sœurs, vous connaitrez d'autres souffrances !

La petite Bernadette, en revenant des roches Massabielle, a connu plus d'une fois aussi les angoisses :

« La malheureuse petite fille souffrait cruellement non seulement des contradictions extérieures, mais plus encore des angoisses intérieures de son âme.

Cette enfantine bergère, qui n'avait encore connu, en sa vie si courte, d'autres douleurs physiques, entrait dans une voie plus haute, et elle commençait à ressentir d'autres tortures et d'autres déchirements. » (Livre II, ch. IX, N.-D. de Lourdes).

Il faut à l'âme et au cœur les larmes, comme à la fleur sa rosée : elles attendrissent et purifient.

# Vingt-cinquième Apparition

## 25 Juillet

De la vision du 3 juillet il était resté comme une sorte d'inquiétude de voir les apparitions se terminer là :

« La Vierge nous a bénies », note la Supérieure, « et j'ai peur que cette bénédiction ne soit un adieu. — Je ne me suis pas assez contentée de voir, avec tout ce monde dans la cour ».

Le 25 juillet, veille de la fête de Sainte Anne, l'Apparition se manifeste de courts instants, mais assez pour jeter le ravissement dans tous les yeux et dans tous les cœurs.

Je pense que la bonne Sœur a dû se dédommager et bien employer ce temps précieux.

Je vous dirai que j'espérais quelque chose

pour ce jour-là : — Apparaitre une veille de Sainte Anne, c'est bien digne de la T. Sainte Vierge, et Elle donne, ce me semble, un peu sa signature.

Avez-vous remarqué que l'Apparition des Sœurs choisit, de préférence, les *premières vêpres* des fêtes pour le moment propice de ses manifestations surnaturelles ? — C'est admirablement dans l'esprit de l'Église qui célèbre toujours plus solennellement les premières vêpres de ses fêtes liturgiques.

Ce persistant respect pour les us et coutumes de l'Église, divinement accréditée pour régler les modes extérieurs du culte, révèle bien, à mon avis, Celle qui, dispensée des cérémonies purificatrices de la loi, venait respectueusement au temple pour satisfaire aux prescriptions de la liturgie mosaïque.

Au moment des prières qui précédèrent cette vingt-cinquième apparition de la Vierge, une enfant qui n'avait pas *deux ans et demi,* la petite C. H..., préoccupait les fillettes par ses perpétuels changements de place ; c'était un sujet de continuelles distractions.

Quand la divine Vierge apparut, l'enfant demeura immobile, tout entière à ce qu'elle voyait.

Et quand la Vision céleste eut disparu, le bébé s'écria aussitôt, avant qu'aucun mot n'eût été prononcé — : « Elle est partie, la Vierge ! »

Arrivée chez ses parents, l'enfant dit en entrant — : « Lolotte a vu la Vierge ! »

Et la voilà partie dans la direction du champ.

Il fallut la ramener de force à la maison.

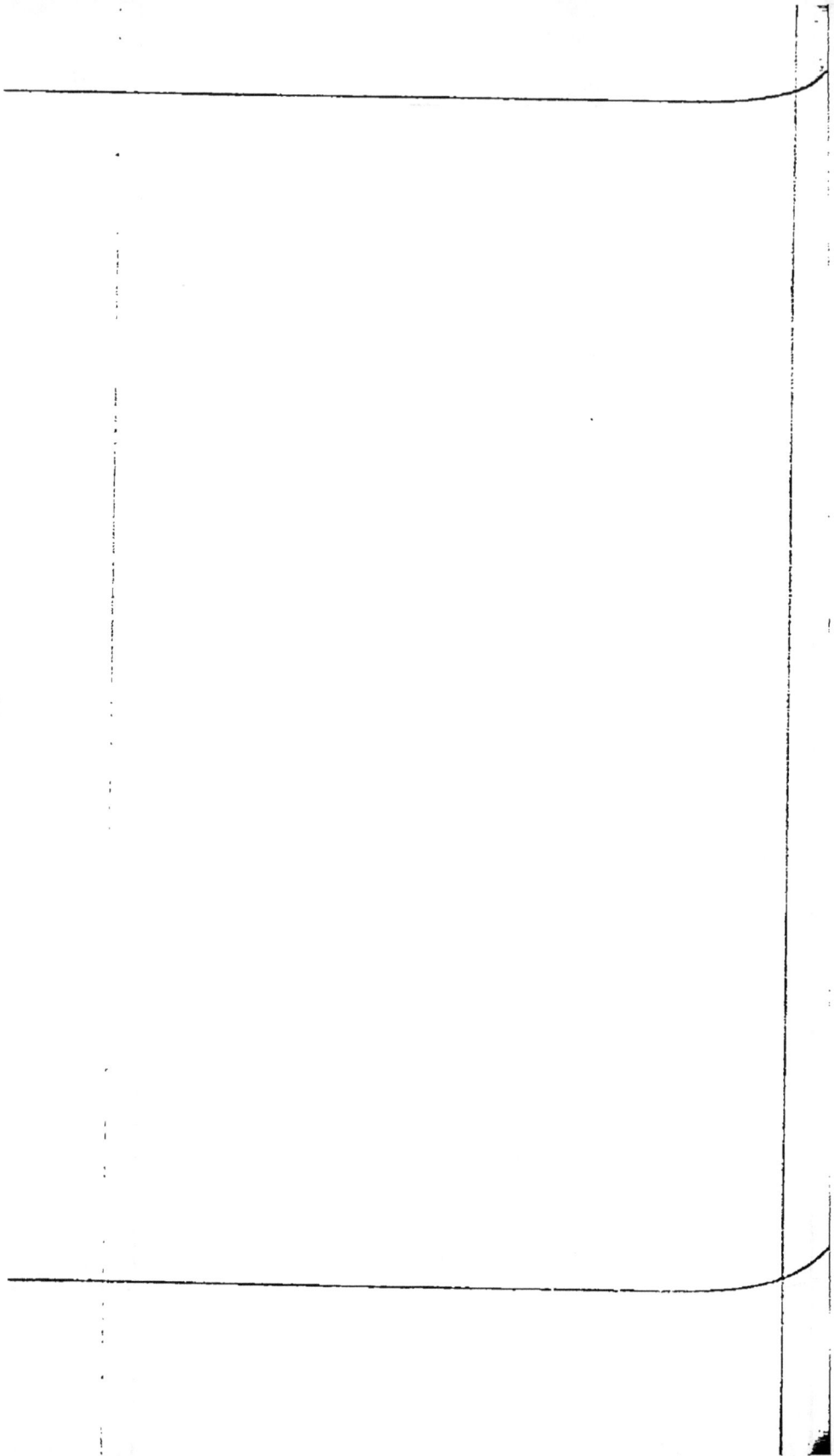

# Vingt-sixième Apparition

## 26 Juillet

### FÊTE DE SAINTE ANNE

Ce jour-là, il y avait grande fête à Tilly.

Outre la solennité de Sainte Anne, mère de la Très Sainte Vierge, on allait, par un acte solennel, consacrer la paroisse de Tilly au Sacré-Cœur.

Toute la paroisse était convoquée à ce grand acte de piété.

Les Sœurs, religieuses du Sacré-Cœur, et leurs enfants, ainsi que les personnes pieuses de la paroisse, se préparèrent à une communion générale.

Il fut convenu que le but des prières serait celui-ci :

Demander à la Très Sainte Vierge, par le Sacré-Cœur et par Sainte Anne, de vouloir bien manifester sa volonté.

Dans cette intention, chacun fit le sacrifice de sa douce présence.

Or, au soir de ce jour, après les vêpres, une dame étrangère, Mᵐᵉ P., priait seule sous le préau de l'école, lorsque tout à coup, levant les yeux, elle poussa un cri d'admiration.

De son côté, la sœur Directrice se sent comme portée à venir et se lève en disant :

« Bien sûr que la Sainte Vierge est là... »

A peine arrivée près du petit mur qui sépare les deux cours, elle jette aussi un cri d'admiration et les deux voyantes se posent en même temps la même question :

« Vous voyez ?... »

Vite, les deux autres Sœurs et les enfants présentes sont appelées. — Toutes ont la même vision et sont sous le charme.

Au lieu même des apparitions, toujours à droite (1) de l'arbre, et s'étendant sur un espace assez long, une *basilique* resplendissante s'élevait vers le ciel, dominant les arbres de son majestueux frontispice et de ses tours.

Pendant l'espace d'une heure, la Vision se

_____

(1) A gauche du spectateur.

reproduisit de *dix* à *douze* fois, et persista, parfois, le temps de réciter deux dizaines de chapelet.

Ici, je ne veux plus que transcrire :

« Nous nous mîmes à prier sans relâche et avec autant de ferveur que si la Vierge était devant nos yeux.

Il semble qu'Elle est là, dans cet édifice élevé par le divin Architecte et par ses célestes ouvriers, les Anges.

Aussi essayons-nous vainement de reproduire les belles proportions de l'édifice miraculeux.

Le rayonnement de cette basilique était si intense que le feuillage des arbres, situés à des centaines de mètres, était resplendissant de lumière. »

Quand la vision s'effaça pour la dernière fois, un arc, éclatant de blancheur, rayonna à son tour, enserrant dans ses deux extrémités le lieu de la vision.

Etait-ce pour clore le cycle de ces manifestations surnaturelles ?

L'avenir le dira.


Alors, les manifestations de ce que je crois, uniquement, ici, le surnaturel divin, auraient duré 5 mois et plus, un peu moins longtemps que les apparitions qui eurent lieu aux roches Massabielle.

Les premières vont du 18 Mars au 26 Juillet; les secondes, du 11 février (1858) au 16 juillet.

———

# Conclusion

Les visions de l'École, voilà, à mon sens, le fait *divin*.

Je n'ai en aucune façon l'intention de vouloir devancer les décisions de l'Autorité, et si je me sers de cette expression c'est pour signifier l'événement qui domine toute la série de ces manifestations extraordinaires, comme les visions de Bernadette dominaient tout cet ensemble de phénomènes louches dont Lourdes et les environs ont été le théâtre.

J'éprouve une joie intense à toutes les fois que ma plume, dans les pages que j'ai consacrées, ailleurs, à tous ces événements, rencontre une scène de vision à l'école, car, je le déclare, au milieu de tous les doutes et de toutes les angoisses qui parfois vous étreignent

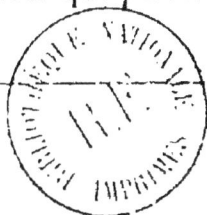

7

le cœur, quand on a mêlé tout son être à ces impressions merveilleuses ou étranges, je n'ai jamais considéré le *fait* des apparitions à l'école sans me sentir réconforté, sans voir toutes mes incertitudes s'évanouir comme la neige aux premiers feux du soleil.

Je crois me sentir comme dans le plein air du *divin:* c'est doux et ensoleillé, c'est consolant et rassurant.

Et vous, lecteurs, évoquez, je vous prie, par la pensée, une des belles scènes de l'école. Voyez tous ces fronts qu'illumine l'espoir, pendant que les lèvres murmurent les *ave* et que les mains égrènent le chapelet. — Souvent les yeux interrogent l'horizon, et cela sans effort, car leur vision, ce n'est pas, dans le lointain rideau de verdure, l'incertaine et mouvante découpure des arbres sur le ciel blanc !

C'est d'un seul cri, d'un seul cœur et d'une seule âme que toutes, maitresses et élèves vont s'écrier : « Oh ! la voilà ! » — Et, alors, les poitrines haletantes, les voix émotionnées, les yeux avides de voir, rendent visible et palpable la divine Apparition, objet de tous ces amours.

Et quand la céleste Vision s'est évanouie, chacune de ces heureuses voyantes contemple sur le visage de l'autre le reflet de sa propre émotion et la certitude de son propre bonheur.

Parcourez les Annales de la Mystique et

dites-moi s'il est un fait plus marquant, plus resplendissant que celui-là !

Dites-moi si cette Vierge qui tient ses bras étendus dans une pose attirante, ses mains abaissées comme pour répandre les grâces, et qui joint les mains pour prier, qui esquisse un geste gracieux pour bénir, dites-moi si cette suave Apparition, *par tout l'ensemble des manifestations de l'école*, ne fait pas bonne figure à côté de la Vierge de Lourdes, de La Salette et de Pontmain.

Comment de pareilles manifestations du ciel nous laisseraient-elles à ce point indifférents ! Non ! l'amour du surnaturel ne s'éteindra pas dans nos âmes à cause de quelques misérables diableries, et nous continuerons d'avoir confiance, à l'heure où le ciel semble s'entr'ouvrir au-dessus de nos têtes.

Ne saurions-nous même plus *croire* ni *espérer*, nous à qui il est donné de voir la Vierge bénie poser son pied sur tous nos monts !

.·.

Je laisse de côté tout ce qui se passe au champ, ne voulant plus, moi, considérer le *divin* que dans les Visions de l'école.

Je laisse aux autres leur liberté, ne pouvant plus partager leurs espérances.

Je n'ai jamais parlé qu'en mon nom. — Que chacun juge !

Ah ! ne vous étonnez pas, lecteurs, de l'incroyable puissance que l'Esprit du mal peut mettre en jeu à certaines heures : ces déchaînements sataniques précèdent toujours les grandes grâces.

N'oubliez pas que les pures visions de Bernadette ont été, un instant, comme submergées dans un effroyable déchaînement de phénomènes trompeurs.

Partout, avant, comme après, à Lourdes, autour de Lourdes, le diable agitait les passions par ses prestiges, suscitant les amours et les haines, et on se *disputait* pour des visionnaires qui n'étaient pas les bonnes.

Je suis sûr de ce que j'avance ici.

M. Lasserre n'a fait à ces événements qu'une discrète allusion, au chapitre V, livre V. — Au livre IIe, ce même auteur raconte seulement quelques faits louches, qu'il semble attribuer à la supercherie, et c'est tout.

Des nombreuses visions qui eurent lieu de tous côtés, aux alentours de Lourdes, il n'est pas fait mention, et pourtant je puis en attester la réalité, sans craindre d'être démenti par M. Lasserre.

Je n'aurais qu'à lui citer mes preuves, et il se *tairait*.

Le nombre des voyants, de tout ordre, est triplé à Tilly, et voilà toute la différence.

Satan s'est remué là comme nulle part ailleurs !

.˙.

Il était sans doute inspiré le grand Pontife qui, par un décret alors incompréhensible, mais d'une exceptionnelle gravité, ordonnait à tous ses prêtres, avant de quitter l'autel, de dire cette mystérieuse prière, répétée chaque jour, d'un bout du monde à l'autre :

« *Et vous chef de la milice céleste, par la vertu divine repoussez en enfer Satan et les autres esprits mauvais qui sont répandus dans le monde.* »

Non, les ombres de l'œuvre ténébreuse n'empêcheront pas ce fait de resplendir : la Vierge est apparue à des religieuses du Sacré-Cœur, de Tilly, aux enfants de l'école (1), et à plu-

---

(1) Une enfant, la moins intéressante de toute l'école, ne paraît pas avoir connu les mêmes faveurs célestes — Du reste, elle était presque toujours absente, par son mauvais vouloir. — Les hospices de Caen l'ont recueillie ; nous verrons s'ils auront toujours à se louer d'elle. — En attendant, il est puéril de *croire* sur *parole* une *seule* enfant qui ment sur un fait, quand on refuse de croire *sur parole* soixante-dix enfants qui affirment sa réalité. — Un « non » qui favorise l'incrédule aura toujours plus de valeur, à son jugement, que tous les « oui » du monde

sieurs personnes, toutes ayant les qualités requises pour constituer un témoignage irrécusable.

A ce fait se rattachent quelques visions de monuments, et un grand nombre de témoins viennent ainsi compléter cette déposition unique dans l'histoire du surnaturel.

Le fait s'impose ! Il faut nier l'histoire, la plupart des sciences expérimentales, si les dépositions de témoins si nombreux et si considérables par leur valeur peuvent être reléguées parmi les simples effets de l'exaltation mentale !

*.*

Des miracles et nous croirons !

Nous répondrons peut-être à cela plus tard (1).

En attendant, je ferai remarquer à ceux qui

---

qui contrarient ses sentiments — C'est ce qu'on appelle le *parti pris.*

J'en dirai autant d'une autre fillette qui vient de quitter l'école : son départ était prévu depuis longtemps. — La Vierge semble vouloir éliminer de ses faveurs toutes celles qui n'offrent pas les dispositions voulues ou abusent de la grâce reçue.

(1) A signaler, tout spécialement, la guérison subite d'un malade atteint de la fièvre typhoïde et désespéré ; d'un autre malade se mourant du charbon et désespéré ; d'une malade dont la face était rongée par un mal cancéreux.

Le journal la *Vérité* a raconté ces cures merveilleuses, et nous ne sommes qu'au début.

regardent la certitude née des principes théologiques comme insuffisante, et demandent des *signes :*

Où avez-vous vu ce principe, quelque part dans la mystique. qu'un fait *surnaturel relevant de la démonstration théologique* ne se prouve que par le miracle ?

En étudiant un fait de ce genre sous tous ses aspects, à l'aide des principes généraux ; en écoutant, en même temps, les témoins, on arrive à des conclusions légitimes par les deux voix de la certitude scientifique et morale.

Le miracle lui-même n'est un signe qu'en empruntant l'éclat de ces deux certitudes.

Je prétends bien qu'en dehors de *tout* miracle la théologie. s'aidant des lumières de la raison en même temps que des certitudes dont elle dispose, *peut prouver* et la *réalité*, et *l'origine de tout fait préternaturel.*

Ce n'est pas autrement qu'il a été procédé à Pontmain. si je ne me trompe. — Je n'en crois pas moins à l'Apparition de Pontmain.

C'est souvent après le jugement de l'autorité. que les grâces miraculeuses abondent le plus.

Lourdes en est une preuve.

— Pourquoi veut-on, aussi, que le Ciel se copie toujours dans ses révélations de l'au-delà !

*⁎*
⁎ ⁎

Et même je vous demanderai encore :

Où avez-vous appris que, dans des manifestations de ce genre, il fallait en *premier lieu, une fois le préternaturel prouvé* et dans l'étude de *son origine*, croire tout d'abord à la présence du diabolisme pour parvenir graduellement au divin par voie d'élimination ?

Je prétends que, dans un cas de ce genre, je veux dire dans un cas de préternaturel bien démontré et digne d'examen, il est plus normal de croire à une manifestation de l'amour qu'à une opération de la haine. La tendance vers le divin est, dans ce cas-là, légitime, *pourvu qu'on institue aussitôt le plus sérieux des examens.*

Mais l'espérance en Dieu doit précéder la crainte du démon, dans l'ordre de la psychologie surnaturelle.

Et cela, ce n'est pas se jeter dans l'erreur possible, tête baissée, car je le répète, l'amour n'empêche pas la crainte, mais il doit la précéder.

Voilà encore une opinion que je fais mienne.


## II


Les questions les plus indiscrètes et les plus importunes pleuvent à cette occasion :

— Cette Vierge, comment l'*habillerez-vous?* — Comment la *nommerez-vous ?* — Et que *veut-elle ?*

1º — Nous lui donnerons, peut-être, le costume qu'Elle porte dans la vision de l'école, le vrai modèle. D'autre part, c'est ce costume d'Immaculée qui lui convient désormais dans l'Église, car ce privilège est celui qui lui tient le plus au cœur ;

2º — Les religieuses et les enfants n'auraient-elles pas été inspirées en égrenant, pendant des heures, cette invocation qui faisait resplendir l'Apparition : « Notre-Dame de Tilly, priez pour nous » ? — L'avenir le dira peut-être.

En tous les cas, il est un *nom* qui Lui convient particulièrement ici, c'est celui de Mère aimable, *Mater amabilis*, car le sourire est, sans doute, sur les lèvres de cette Vierge dont les mains ne cessent pas de *bénir*.

C'est le *cachet particulier* de cette Apparition.

De grandes grâces seraient-elles réservées à nos temps ? On le croirait, vraiment, en entendant les sinistres prédictions de certaines prophétesses [1] qui terrorisent, pendant que s'é-

---

(1) Je n'ai pas confiance en beaucoup de ces prophètes de malheur dont nous sommes inondés. — Je m'expliquerai dans le 2ᵉ supplément.

Cependant je crois à La Salette, mais je ne partage pas les opinions de tous à ce sujet :

1º Il faudrait être sûrs, tout d'abord, que nous sommes en possession du secret de Mélanie — celui de Maximin parle surtout du rétablissement des choses, — ce qui n'est pas absolument

lèvent les mains bénissantes de cette radieuse Apparition qui nous rassure.

Quand l'enfer *rugit*, c'est que le Ciel *s'entr'ouvre*.

Que voulez-vous ? Le sceptique se moquera s'il le veut, mais je ne trouve pas étrange qu'une

---

démontré, surtout si on veut parler du secret débarrassé de toute idée particulière de Mélanie. — J'expliquerai cette réserve.

2° De plus, les principales calamités annoncées par Mélanie, se sont déjà vérifiées en 1870 ; et la Vierge avait fait les mêmes révélations à Catherine Labouré.

Paris a eu son châtiment, comme Mélanie en convient dans ses lettres.

3° Le reste des châtiments est annoncé d'une manière *conditionnelle*, comme Mélanie le déclara dans sa lettre du 23 juin 1871 : « Ah ! si l'on ne se dépêche pas de revenir sincèrement à Dieu, ce qui est arrivé n'est rien. »

Or, longtemps après l'Apparition de La Salette, et 6 mois avant cette lettre de Mélanie, la Vierge de Pontmain, souriante, disait : « Mon Fils se laisse toucher. »

Pourquoi nous prédit-on des maux affreux qui arriveront *infailliblement (1)* parce que le diable, furieux peut-être que ça n'arrive pas, crie ces malheurs sur tous les toits.

La France chrétienne par son vœu national, par ses merveilleux pèlerinages, par ses œuvres chrétiennes, par ses missionnaires dont les pays barbares sont remplis, par les souffrances de ses religieux et religieuses, ne mérite-t-elle rien, en comparaison de ces peuples hérétiques, schismatiques, sans générosité et sans foi agissante !

« J'ajouterai que Mélanie elle-même, après avoir rempli la *mission générale* d'annoncer des malheurs en partie réalisés, et d'exciter à la pénitence, a pu s'*illusionner* sur plus d'un point : les écrivains inspirés ayant eu seuls l'infaillibilité pour ne point errer en exposant les moindres vérités.

Ce qui le prouve, c'est que Catherine Labouré — la propagatrice de la médaille miraculeuse, — qui eut les visions que l'on sait, et entendit la Vierge lui dire : « Vous serez inspirée dans

Vierge rayonne sur une colline de la chrétienne
Normandie pour apparaître à des religieuses
du Sacré-Cœur, à l'heure même où se couronne l'Œuvre expiatrice du Vœu national ! —
Ce serait le *sourire* de la Mère, avant les *bénédictions* du Fils.

— « Credidimus charitati... »

3° — J'en viens à ce dernier postulat : Que
veut-Elle ?

---

vos oraisons, vous entendrez ma voix », fit des prédictions qui ne
se réalisèrent pas et reconnut elle-même qu'elle s'était trompée.

« Plusieurs fois, dépose la Supérieure, ma sœur Catherine
m'exposa ses idées avec une simplicité d'enfant, et quand la réalisation ne venait pas confirmer ses *prédictions*, elle me disait
avec calme : « Eh bien, ma sœur je me suis trompée. Je croyais
vous avoir dit vrai ; je suis bien aise qu'on sache la vérité. »

Et l'auteur de la brochure sur la *Médaille miraculeuse* d'a-
jouter :

« Les personnes qui reçoivent des communications surnaturelles ne sont point, par le seul fait de cette faveur, prévenues de
toute erreur.

— Elles peuvent se tromper en comprenant *mal* ce qu'elles
*voient* et *entendent* ; elles peuvent être illusionnées par le démon,
ou mêler, sans le vouloir, leurs propres idées à celles qui viennent
de Dieu ; elles peuvent rendre d'une manière inexacte ce qui leur
a été révélé. »

— Et l'auteur de la brochure sur le secret de La Salette dit
lui-même de Mélanie :

« *Qu'elle mêle du sien à ce qu'elle dit* au nom de N.-D. de
La Salette, *cela se peut* ; — il serait même *étonnant* qu'il n'en
fût pas ainsi. »

— Je crois donc qu'une fois le but *général* de leur mission
rempli, les visionnaires peuvent se tromper, pour le plus grand
bien de l'humilité.

Tant mieux ! pour le cas présent.

— Pour ces causes, je crois aux bénédictions de N.-D. de Tilly.

Il y a bien des manières de signifier sa volonté, et cela distinctement, pour une Apparition.

Ou bien, elle *dit* ce qu'elle veut, comme à La Salette et à Lourdes.

Ou bien, elle parle en faisant apparaître des lettres, comme à Pontmain.

Ou bien, elle peut parler par des *signes* dont le sens ne doit laisser aucun doute.

A Tilly, la Vierge n'a pas *parlé* de la première manière aux fillettes de l'école, malgré tous les désirs exprimés, et l'ingénu bon vouloir des petites voyantes qui s'offraient gentiment à faire les *commissions* de la belle Dame.

C'était à prévoir, d'après la persistance que mettait l'Apparition à conserver la distance des premiers jours.

En revanche, la Vierge a parlé par des signes.

Je vous le demande, n'est-ce pas une sorte de langage muet, et d'une clarté extrême, que ces apparitions réitérées au même lieu, une fois le diabolisme écarté, et ces visions de chapelles (1).

---

(1) Ici encore, j'estime qu'il y aurait un discernement à faire.

Je ne mentionne que les visions de chapelles, sans apparition qui les accompagne, et sans rien qui sente le ridicule dans les proportions.

Le démon peut singer un monument religieux, tout comme le reste ; je ne m'expliquerai pas davantage, la question n'étant ici que secondaire.

Ne serait-ce pas que la divine Vierge se *veut* là un sanctuaire, peut-être ressuscité de ses ruines — peu importe —, d'où Elle entend répandre ses grâces ? (1)

— Dans plus d'un pèlerinage célèbre, la Reine du Ciel n'a pas signifié autrement ses volontés (2).

---

(1) A chaque instant des attestations de cures ayant le caractères de faveurs miraculeuses parviennent au vénéré doyen. — Ces guérisons n'ayant pas encore été sévèrement contrôlées, il n'était pas bon de les produire comme pièces à l'appui. Le moment viendra de soumettre ces faits à un examen approfondi.

Des faveurs spirituelles nombreuses sont obtenues par l'intercession de N.-D. de Tilly.

(2) Je pourrais signaler nombre de pèlerinages qui n'ont dû leur origine qu'à une ou plusieurs apparitions de la Sainte Vierge. Citons :

N.-D. *de Liesse* (Soissons). — N.-D. *du St-Cordon* (Valenciennes). — N.-D. *de Cugnolles* (diocèse de Cambrai). — N.-D. *du Salut*, à Fécamp, où des clartés célestes suffisent pour rendre célèbre le sanctuaire oublié. — N.-D. *de l'Epine* (diocèse du Mans), où la Vierge apparait au-dessus d'un buisson d'aubépine ; on lui construit un sanctuaire en ce lieu.

N.-D. *d'Avesnières*. — Guy II, comte de Laval, voit la Vierge apparaître entre les branches d'un chêne et s'écrie : « Vierge, ici-même je vous bâtirai une chapelle. » — Il achète le champ d'avoine où avait eu lieu l'apparition.

N.-D. *des Lumières* (diocèse d'Avignon). — N.-D. *des Miracles*, à Mauriac. — N.-D. *de Bonne-Fontaine*, rendu plus célèbre par des apparitions qui eurent lieu pendant la Révolution.

N.-D. *du Laus* (diocèse de Gap), où la Vierge apparut à Benoîte un grand nombre de fois. — On eut de la peine à triompher des obstacles que mirent à ce pèlerinage les défenseurs d'un sanctuaire célèbre, N.-D. *d'Embrun*, voisin de N.-D. *du Laus*.

Citons enfin *Pontmain*, où la Vierge est honorée par un sanctuaire, au lieu même de l'apparition.

En quoi ces quatre visionnaires de Pontmain offrent-ils un té-

Certes, le lieu n'est pas fait pour inspirer des visions : un immense champ d'avoine, séparé d'un herbage par une haie d'où émergent, çà et là, quelques arbustes noueux.

En revanche, quel admirable emplacement pour bâtir une chapelle que ce plateau qui domine une riante vallée.

Et quel excellent choix que celui du propriétaire. Qu'il se souvienne du jour où son admirable et sainte épouse, maintenant dans un monde meilleur, créait l'école libre au prix de tant de sacrifices, et remplissait son château des épouses du Christ chassées par la persécution. — Qu'il se souvienne des incroyables luttes soutenues pour la cause sainte, et du zèle ardent qui lui fait poursuivre le blasphémateur avec l'antique sévérité des Saints Livres, et qu'il sache que ce n'est pas ainsi qu'on attire sur soi et sur ses biens les audacieux *empietements* de Satan !

Malgré moi, je pense souvent à cette circonstance vraiment extraordinaire : l'Apparition se montre en premier lieu et surtout aux enfants d'une école libre, aux maîtresses d'une école libre, au-dessus d'un champ qui appartient au *fondateur* de cette école libre.

---

moignage plus certain que ces *trois* religieuses, ces *trente* enfants, et tant d'autres témoins !

Je passe une foule d'autres exemples.

Ne serait-ce pas une bénédiction d'en-Haut, et la reconnaissance solennelle des sacrifices que s'impose, de nos jours, toute la France chrétienne ?

— *Que veut-elle ?* — Je prétends bien que le phénomène mentionné à la 2Cᵉ Apparition est une réponse aussi nette que ces mots : *Je veux ici une chapelle.*

La Vierge a répondu à toute une paroisse en prières, la suppliant par sainte Anne, par le Sacré-Cœur, de dire ses volontés !

Un monument religieux est apparu au lieu même des visions.

La Vierge a *parlé*.

Et cette série de phénomènes surnaturels, perçus de l'école, semble close sans que rien de louche ne soit venu apporter la défiance.

Qu'on nous montre, ici, le *defectus*.

Pour moi, je n'en vois pas, et je le dis.

Je crois à Tilly !

Je suis revenu de cette quatrième enquête parfaitement convaincu, et résolu à défendre avec ardeur la cause bénie qui mérite tant de nous préoccuper.

Nulle part, en effet, dans ces manifestations de préternaturel qui se multiplient — comme si Satan entendait jouer sa dernière carte —

vous ne voyez, en première ligne, pour servir d'appui et de fondement à la certitude morale, un élément de crédibilité comme ce groupe de religieuses intelligentes, d'enfants pures et naïves, de dames distinguées, de témoins irrécusables.

Ce fait de Tilly, par ce côté, plane au-dessus de toutes ces manifestations diverses et doit être mis *hors pair*.

.·.

Je finirai par une impression éprouvée à mon voyage de retour.

J'acceptai pour la nuit, que je dus passer à Paris, l'aimable hospitalité que m'offrit mon excellent ami, l'abbé V.

Les circonstances voulurent que M. l'aumônier du couvent des Sœurs aveugles de Saint-Paul fût incapable de dire, à l'heure habituelle, la messe de communauté.

Cette maison recueille, comme on sait, un grand nombre de petites filles aveugles et de religieuses affligées de la même infirmité. Un tiers des Sœurs seulement jouissent de la vue et assurent le service de la maison.

Je venais de monter à l'autel quand l'abbé V., dans une délicate allusion, demanda qu'on chantât pendant la messe le cantique de Lourdes, en l'honneur de la Vierge qui daigne apparaître, comme chacun l'espère, aux religieuses et aux enfants de l'école de Tilly.

Et aussitôt, des mains d'artiste exécutèrent une délicieuse entrée où se détachait délicatement l'*invite* du chant pyrénéen.

Puis une belle voix commença le récit des apparitions de Lourdes, auquel répondait le refrain des enfants et des Sœurs. Et j'étais remué jusqu'au fond de l'âme, en écoutant ce récit naïf qu'enveloppait une harmonie simple et pénétrante.

C'était la première fois, peut-être, qu'au pied de l'autel, pendant le saint sacrifice, on chantait ainsi en l'honneur de N.-D. de Tilly. Sans doute, ces pauvres aveugles évoquaient, sous les paupières à jamais fermées, un autre Lourdes, là-bas sur les collines de Normandie, et des petites filles aveugles chantaient les premières le bonheur des petites voyantes de Tilly, et des Sœurs aveugles chantaient aussi la belle vision de ces autres épouses de Jésus-Christ.

Dieu ménage parfois ces oppositions, et, aux heures où les habiles se trompent, les aveugles *voient* juste par de mystérieuses intuitions...

———

Il ne me reste plus qu'à soumettre humblement cette étude à l'examen des juges compétents, les assurant que leur appréciation sera la mienne. — S'il est un sujet sur lequel il est facile de s'égarer, c'est bien celui-là, et les faits étranges qu'enregistrent les Annales de la Mystique sont bien de nature à faire hésiter le jugement.

J'ai espoir, cependant, que la puissance de Satan est ici dépassée, et que l'œuvre divine, dominant l'œuvre ténébreuse, arrachera même à nos magiciens modernes cet aveu de leurs devanciers : « *Dixerunt malefici... : Digitus Dei est hic.* »

# SUPPLÉMENT

## NOTA

Je renvoie le lecteur au livre des Apparitions et aux supplémens, pour l'ensemble des discussions que soulèvent ces phénomènes.

Je transcris ici quelques lambeaux de cette étude, pour rappeler seulement que ces faits ne sont pas uniquement examinés au point de vue de la piété, mais aussi quelque peu au point de vue de la discussion scientifique.

# Discussion scientifique et théologique
## de ces faits

On viendra nous dire, je le sais bien, que nous sommes ici en présence d'hallucinés par *auto-suggestion*.

Je veux répondre à l'objection, mais il est bien clair que si mon raisonnement est infirme, les apparitions de Tilly n'en perdent pas pour cela leur réalité.

Admettons un instant l'hypothèse.

Ou bien il y a, ici, hallucination *complète*, ou bien nous sommes en présence d'une hallucination *incomplète*, que ce soit par *suggestion* ou *auto-suggestion*. Les cas d'auto-suggestion sont beaucoup plus rares que les autres, de l'avis de tous les hypnotiseurs de marque.

Il faut ordinairement que l'hypnotisé soit plongé dans un état de sommeil provoqué par les passes ou le commandement et que, le sommeil une fois survenu, la *suggestion* lui vienne du dehors dans tel ou tel ordre d'hallucinations. La variété des hallucinations hypno-

tiques, que ce soit par auto-suggestion ou par suggestion, ne se produit que par la variété des idées
hallucinatoires, imposées au sujet impressionné hypno-
tiquement par le commandement actuel ou antécédent
de l'opérateur, lequel, du reste, ne peut acquérir, nous
est-il enseigné, un sérieux empire sur le sujet que par
des opérations répétées.

Et toutes ces manœuvres hypnotiques ne se pour-
suivent pas longtemps sans que la santé du sujet n'en
reçoive un fâcheux contre-coup. « On rend malades les
sujets sains », c'est là une vérité qui est passée à l'état
de premier principe.

Rien de pareil ne pourra être constaté chez les nombreuses *voyantes* de l'école des Sœurs.

Mais examinons plus attentivement les diverses
hypothèses.

S'il y a hallucination *incomplète*, la science affirme
les principes suivants, que nul ne pourra nier :

« L'esprit du malade n'est pas toujours dupe. Bien
loin de prendre ces visions pour la réalité, il les com-
pare avec les sensations normales passées ou concomi-
tantes, et les distingue fort bien. Il les contrôle aussi
avec les données de sa raison ; il les trouve ridicules,
invraisemblables, extravagantes, contradictoires avec
ce qu'il sait de son état présent, et comme il conserve
son sang-froid et sa lucidité d'esprit, il n'y ajoute pas
foi et s'en amuse plutôt, ou du moins il attend
patiemment que la crise ait passé ; tel est le cas de
l'hallucination simple. »

Ce n'est pas le cas présent, à n'en pas douter. Les
nombreuses personnes qui ont vu de l'école des Sœurs
et observé les mêmes apparitions n'ont jamais eu
conscience d'une pareille erreur de leur sens.

Nous serions alors en présence d'un effet d'hallucination *complète*, pour chacune des soixante-dix ou quatre-
vingts voyantes, ce phénomène se répétant chez *toutes
autant de fois* qu'elles auraient cru percevoir la Vision?

La chose est-elle croyable?

Où serait le germe de tout cela? De toute la journée
il n'a été plus que d'ordinaire question de la Vierge.
Une enfant la voit, puis une Sœur et trente enfants
à la fois, enfin deux autres religieuses avec trente
autres petites filles.

Toutes ces voyantes, par une archi-merveilleuse
auto-suggestion, seraient le jouet de la même illusion,
et quelle illusion! Et cette hallucination aurait duré,
à chaque fois, le même temps pour chacune d'elles.
Que d'impossibilités!

Ou bien alors la première petite fille aurait incon-
sciemment suggestionné tout le monde, maîtresses et
élèves!

Comment tous les hypnotiseurs de l'école de Paris
et de Nancy ne sont-ils pas sur les lieux pour vérifier
ce cas unique?

M. le Dʳ Dariex, directeur des *Annales des Sciences
psychiques*, est, je le crois, un directeur très embarrassé. Il se fait renseigner par lettres des incidents de
Tilly. — Que n'est-il là, jour et nuit, comme tous ceux
qui veulent étudier ces faits merveilleux; il éviterait
ainsi plus d'une erreur, plus d'une fausse interprétation.
En revanche, il serait peut-être de plus en plus
embarrassé; ce qui n'est pas bon pour un directeur
d'*Annales des Sciences psychiques*.

Donnons-lui un bon point pour cette franche décla-
ration : « C'est tout de même bien étrange des hallucinations collectives sur une aussi vaste échelle! »

Oh! oui, docteur, bien étrange !

Une remarque qui a trait à cette hypothèse impossible. Au début de l'Apparition, la Sœur envoie chercher en toute hâte les autres Sœurs et les enfants de la petite classe. On ne leur dit que ces mots : « Venez admirer ce que l'on voit là-bas ». La sœur Cléophas croit à un incendie, et amène anxieuse son petit monde. Et ce serait par des mots aussi vagues que les nouvelles voyantes auraient été suggestionnées dans le sens d'une même Apparition ? Voyons ! les tempéraments ne sont pas tous les mêmes et il faudrait bien, au préalable, un petit entraînement pour obtenir une hallucination collective aussi bien réussie.

Et ces détails variés des *mains jointes*, des *mains bénissantes*, du *cœur sanglant*, du monument lumineux, etc., etc.

Encore de l'entraînement pour tout cela !

N'y a-t-il pas de quoi désespérer tous les directeurs d'*Annales psychiques* du monde entier !

Je vais encore vous étonner :

L'Apparition s'est montrée bien des fois et ce n'est pas toujours, loin de là, au moment où l'on priait le plus ardemment. Plus d'une fois, les chapelets ont été remis dans les poches avec un gros soupir.

Jamais ces enfants n'avaient tant prié que depuis le 2 mai, jamais elles n'avaient plus désiré de *voir* ; elles s'imposaient, à cette intention, des quarts d'heure d'un silence bien méritoire... Or, depuis le 2 mai, les pauvrettes n'avaient pas revu l'Apparition. Elles en ont pleuré plus d'une fois.

Il a fallu attendre jusqu'au 11 juin ! plus d'un grand mois !

Voilà qui est bien fait pour confondre la science hypnotique.

On raisonnerait indéfiniment sur ce cas merveilleux.

Un dernier argument :

Dans le cas présent, l'hallucination, — supposons-la réelle, — doit être manifestement du nombre des plus complètes. On l'explique comme il suit :

« Dans le cas d'hypéresthésie ou de surexcitation morbide *exceptionnelle* du système nerveux, les représentations de l'imagination peuvent atteindre une vivacité d'*éclat*, une *puissance* de coloris capables de contrefaire la vivacité des *sensations normales.* Bien plus, si nous en croyons les médecins spécialistes, l'image cérébrale, revenant pour ainsi dire sur ses pas, peut ébranler de nouveau les bâtonnets de la rétine d'où elle est partie et y provoquer par contre-coup de véritables *images consécutives*, contrefaçons encore plus saisissantes de la vision normale, puisqu'elles sont sujettes à une projection extérieure non seulement imaginaire, mais réelle. »

Évidemment, dans l'hypothèse d'une hallucination naturelle, il faudrait supposer un cas de ce genre, c'est-à-dire une crise qui fût dans les conditions les plus complètes du cas physiologique, car il ne s'agit pas seulement ici, — ce qui serait déjà admirable, — d'imiter les sensations normales de la *vision ordinaire* d'une vue de fantôme terne et indécis, mais de contrefaire une vision excessivement radieuse, si rayonnante que l'école en paraissait illuminée.

Un pareil résultat ne paraîtra-t-il pas, de prime abord, dépasser les forces de l'hallucination naturelle ? Et surtout ce cas si complet, si peu ordinaire, se produirait-il à *chaque fois* et *chez tous en même temps*, dans des conditions telles que les *Annales psychiques* ne pourraient citer *un seul fait* qui puisse se comparer, même de loin, à une aussi radieuse hallucination que celle du 11 juin dernier.

Admettons cependant l'hypothèse de l'hallucination. On me concédera bien qu'elle est d'une telle intensité que les bâtonnets de la rétine ont dû recevoir le contre-coup de l'image cérébrale et que, dès lors, il y a eu production d'une image *consécutive*, extériorisée comme toutes les images consécutives, et suivant des lois fixes de projection.

Or, il est scientifiquement sûr que, dans toute vision hallucinatoire par image consécutive, le visionnaire extériorise l'image *de tous les côtés* où il porte le regard, et *projette* sa vision sur les obstacles opposés comme sur un *écran*.

Les enfants, pendant ces heures de vision, auraient dû projeter, et en raccourci, l'image perçue sur le mur blanc du fond de la classe à toutes les fois que leur regard quittait brusquement l'Apparition pour se fixer sur leur maîtresse ou ailleurs.

Direz-vous que les voyantes — avec un extraordinaire ensemble — s'imposent, par une auto-suggestion inconsciente, de ne voir que de ce côté ? Mais les lois de l'optique ne peuvent changer selon les désirs. Il est certain, comme le déclare Helmoltz (*Opt.* II, 472), que les vibrations rétiniennes — et surtout d'une pareille intensité — ne s'éteignent pas tout d'un coup : elles ne s'effacent que *graduellement*. Les voyantes auraient dû, dans un cas d'hallucination de ce genre, voir se fondre l'image, à chaque fois, pendant l'espace de quelques secondes.

M. le commissaire de police de B., qui fut favorisé

de cette vision et qui dut s'arracher de ce lieu béni
pour reprendre le train, — il ne peut pas se le par-
donner, — essaya par tous les moyens de dissiper
l'enchantement.

Vains efforts. Pour lui, comme pour les voyantes de
l'école, il faut toujours regarder l'Apparition pour voir.
Cette image n'était donc à aucun titre subjective, mais
objective, mais extérieure à l'organe visuel.

Je ne crois pas qu'un homme de science puisse
rejeter cet argument.

Ou bien alors il n'y avait pas d'image *consécutive*.

Dans quel cas d'*intensité* existera-t-elle alors? Du
reste, l'image consécutive *seule* imite réellement la
vision normale. Et si nous retombons dans l'hypothèse
d'une hallucination vulgaire, sans intensité, terne et
indécise, on se heurte aux mêmes difficultés que j'ai
signalées.

On n'a pas idée des sottises que ces événements
font dire aux savants, ou plutôt aux prétendus savants.

Je cueille une de ces perles dans le *Moniteur du
Calvados* (11 juin 1896) ; je n'en priverai pas le lecteur.

## Les Explications du Docteur B.

Le docteur B., médecin de la capitale, s'il vous plaît, considère le plus grand nombre des visionnaires comme d'une absolue bonne foi. — Jusqu'ici nous nous entendons. — D'une part, il écarte toute idée divine par ce motif, qui lui paraît anormal, que la Vierge se tienne à la disposition du public pour ne rien dire (1). — D'autre part, il repousse le diable parce qu'il ne voit pas bien quel avantage le diable, si diable il y a, retirerait de tout le mal qu'il doit se donner pour se présenter sous les traits de la Mère de Dieu.

Donc, conclut le docteur B., on se trouve en présence d'un phénomène qu'on *doit pouvoir* expliquer naturellement.

Comment ? par l'hypnose, évidemment.

Mais tout d'abord il faut écarter l'idée d'une hallucination *collective* ; cela rentre, dit-il, dans le domaine

_____

(1) La Vierge peut *parler* de plus d'une façon.

de la féerie. — Je suis encore de cet avis et j'admets
ses raisons : trois ou quatre cents personnes (mettez :
au-dessus d'un millier, docteur) hallucinées par per-
suasion, surtout quand par nature elles ne sont pas
portées vers les choses religieuses, cela est de pure
impossibilité. — L'hallucination collective se com-
prendrait de la part des bonnes dévotes crédules, mais
pas autrement.

Voici maintenant la perle :

« *Ce qui paraît le plus probable* — tenez-vous bien,
lecteur, je vais vous porter un coup ! — *c'est qu'il existe
à Tilly un hypnotiseur, un transmetteur d'une force
peu commune* (oh ! combien peu !) *qui imposerait à
distance sa volonté* suivant son caprice, aux personnes
*faciles à suggestionner.* — Scientifiquement la chose
est possible. Pourquoi ne serait elle pas mise en
pratique ».

C'est dommage que l'auteur de cette trouvaille ait
tenu à signer d'une manière illisible. Il est par trop
modeste.

Le *Moniteur du Calvados* met plaisamment trois gros
points d'interrogation à la suite de cette communication
désopilante.

Voyons ! docteur, vous vous opposez quelque peu à
vous-même. Quoi ! ces hommes (1) que vous trouvez trop
mal disposés pour une hallucination collective, parce
que ce ne sont pas des dévots, des sujets préparés,
seraient d'excellents sujets pour l'action du mystérieux
et plus que féerique hypnotiseur de Tilly ? — Pourquoi

_____

(1) Je parle, ici, du préternaturel de Tilly, d'une façon générale, sans distinguer la nature des différentes visions.

les appelez vous des sujets *faciles* à hypnotiser, puisque vous avez commencé par les écarter pour un motif contraire.

Vous rejetez l'hypothèse de l'hallucination collective par auto-suggestion, et vous revenez à l'hallucination collective par suggestion. — Ces deux hypothèses se confondent pour qui veut examiner le processus inévitable du phénomène supposé. — Dans le dernier cas, c'est un hypnotiseur qui imposerait l'hallucination par suggestion. — Dans le premier, c'est le voisin qui impressionnerait sa voisine, toujours par suggestion et comme par entraînement. — La dévote suggestionnerait ainsi le non dévot, et ainsi de suite.

Tout le monde abandonne l'hallucination collective, le Directeur des *Annales psychiques* le premier, et c'est pourtant la seule planche tendue aux hypnotiseurs pour échapper au naufrage scientifique.

Songez qu'ici il n'y a pas possibilité de rester dans le cas d'une hallucination particulière ; on est forcément jeté en pleine hallucination collective. — Reléguer l'une dans le domaine de la féerie, c'est y reléguer l'autre. — C'est fatal !

Tenez, je vais vous donner une explication à laquelle personne ne me parait avoir pensé : Tous ces gens-là s'hypnotisent en regardant l'arbre quand passe un rayon lumineux sur sa cuirasse brillante de coaltar... — Est-ce trouvé, cela !

Ce qui gêne un peu l'hypothèse, c'est que le coaltar n'a pas toujours remplacé l'écorce disparue, et les visions ont suivi leur cours. — De l'école, à 1,200 mètres, on ne voit pas la noire cuirasse qui, du reste, ne dépasse pas la hauteur de la haie, tandis que la vision rayonne au-dessus. — Et la nuit ? La lueur tremblante d'un pauvre cierge, qui n'y est pas toujours, n'a pas tant de pouvoir, allez ! surtout pour susciter des Apparitions qui s'élèvent dans le ciel et que suivent les regards avides des voyantes. Je ne distingue pas, ici, les différentes visionnaires, celles du champ ne sont pas plus hallucinées que celles de l'école ; ce qui ne prouve pas l'identité d'Apparition.

Je n'insisterai pas sur le *point brillant ;* vous n'êtes pas, je crois, de l'école de Charcot, mais bien de l'école de MM. Liébault et Bernheim. Vous tenez pour la *suggestion.*

Mais, est-ce que MM. Liébault et Bernheim vous accepteraient dans leur docte corporation ? eux qui se défient si fort des effets obtenus à distance et que prônent les expériences de MM. Janet et Boirac. — Ces deux derniers, du moins, n'admettraient jamais qu'on pût influencer à distance des gens dont on n'a pas idée, dont on ne soupçonne même pas l'existence.

Admettons — et quelle supposition absurde ! — que notre hypnotiseur local aurait influencé les personnes du pays qu'il peut connaître, mais celles qu'il n'a jamais vues, dont il n'a jamais entendu parler, qui débarquent à la gare d'Audrieu — serait-ce le chef de gare ? —, qui viennent par les voitures publiques de Caen — serait-ce l'entrepreneur ? — qui se transportent par des voitures particulières, en bicyclette ou pédestrement ??...

Voyons ! docteur, y pensez-vous?

Diriger son influence hypnotisante sur des êtres qu'on ne conçoit pas, c'est embrasser toute la série des êtres possibles, c'est rayonner dans l'infini (1).

_____

(1) Je recommande cette réflexion à M. Gaston Mery, pour l'hypothèse si tentante du sorcier, disciple de Vintras.

Oui, docteur, vous avez raison, il est d'une « force peu commune », votre *transmetteur*.

Après tout, notre hypnotiseur a peut-être spécifié qu'il dirigeait son influence sur tous ceux qui viendraient à Tilly, portant des cheveux blonds ou autrement? — Je vous certifie que toutes les couleurs, tous les tempéraments y sont représentés. — Songez donc, un *millier* de voyants! Je n'examine pas ici si tous ces voyants sont du même ordre.

Tenez, docteur, une explication du mystère qui vaut bien la vôtre.

Il y avait autrefois une herbe de sorciers : il y a, dans la région, une herbe *hypnotique* ; il ne faut pas en prendre la moindre décoction, pas plus qu'il ne faut y toucher de la semelle de ses souliers. — Quelle est-elle ? je l'ignore, mais si vous voulez m'en croire, cette avoine, que M. Lepetit a semée malicieusement sur cet immense plateau, et que tous les pèlerins foulent aux pieds, eh bien ! elle ne me dit *rien de bon*...

Comme conclusion, je reprendrai la disjonction de votre argument général et je dirai en sens inverse.

Ou c'est un effet préternaturel, diabolique ou divin ; ou c'est une hallucination obtenue par l'influence d'un hypnotiseur. Or, l'hypothèse d'un hypnotiseur est absurde ; d'autre part l'hallucination collective par auto-suggestion a été écartée.

Reste l'effet préternaturel ou divin.

Je me permettrai de dire : restent les deux effets, le préternaturel diabolique et le divin. — Ce qui vous explique, à la fois, pourquoi il est inutile de s'étonner que la Vierge soit continuellement à la disposition de tout le monde, puisque le démon s'y manifeste de son côté.

Dans quel intérêt ? direz-vous. — Pour le motif qui
l'amène toujours : troubler les esprits et le jugement,
et empêcher que le divin ne s'affirme aux yeux de
tous, car s'il sait que le triomphe reste toujours aux
œuvres de Dieu, il sait aussi que plusieurs en retireront
quelque dommage, quand ce ne serait qu'un accrois-
sement d'impiété.

Je tenais à déblayer quelque peu le terrain dans ces
premiers pas de notre excursion à travers le merveilleux, où l'objection vous arrête à chaque détour du
chemin.

Nous reprendrons plus vivement notre marche.

# Une Visite à l'École

Je placerai ici le récit abrégé de ma première visite chez les Sœurs.

Par une permission toute spéciale, je vis s'ouvrir devant moi la grille cadenassée.

Je pénétrai dans la classe où les enfants m'attendaient pour réciter le chapelet.

Vous ne sauriez croire à quel point toute l'école (1), maîtresses et élèves, m'a fait une favorable impression.

Quelle fraîche mine et quel bon air de franchise chez toutes ces fillettes qui gardent avec un naturel parfait la gravité que commandent les récents événements.

---

(1) Je réponds de l'ensemble des fillettes visionnaires, mais il peut se trouver dans le nombre de petites simulatrices qui, privées pour un temps de la grâce de voir, ne cessent pas de proclamer qu'elles voient comme les autres. Mes doutes portent sur trois de ces enfants. — Deux ont quitté l'école.

La maîtresse, d'un geste simple, ouvrit la fenêtre qui donne sur le champ. Les fillettes, habituées à ces étonnants préparatifs — qui n'étaient pas sans me faire, à moi profane, une certaine impression —, apprêtaient leur chapelet.

Vrai ! me dis-je, en m'agenouillant près d'une chaise, on ne voit cela qu'une fois dans sa vie, même quand on est bien favorisé.

Le chapelet commença. — J'examinai l'attitude des enfants qui se trouvaient devant moi. — A chaque instant, les pauvrettes jetaient un regard furtif vers le coteau verdoyant, puis baissaient tristement la tête. Je trouvai que tout cela sentait bon le naturel parfait et la simplicité naïve.

On ne vit rien ce jour-là, et Dieu sait si le désir de *voir* fut intense. Depuis le 2 mai, les enfants ne *voyaient* plus ; nous étions alors au 27 du même mois. — Les Sœurs avaient *vu* dans l'intervalle.

Je revins de la maison bénie convaincu de la sincérité de toutes ; et j'étais vraiment ému lorsque le soir, au salut de la paroisse, j'entendis les heureuses fillettes chanter précisément ces paroles du cantique : *Au ciel*.

> J'irai la voir un jour,
> Cette Vierge immortelle ;
> Bientôt j'irai près d'elle
> Lui dire mon amour.

# Conclusion de cette première
# Discussion

Je dois m'arrêter un instant à cette première manifestation du préternaturel que nous étudions. — C'est
le point culminant du merveilleux événement. — C'est
aussi le plus lumineux, le plus éclairé. — Après ce que
nous venons de raconter, l'affirmation ne paraîtra pas
donnée à la légère.

Certainement, à l'école des Sœurs, il y a apparition
d'un *Être* surnaturel. — Nous ne discutons pas, entre
chrétiens, la *force psychique*. — Du reste, Messieurs les
producteurs de *périsprit* ont besoin d'une demi-obscu-
rité ; il faut baisser le gaz jusqu'au point où on obtient
le *blue light*, et avoir grand soin d'écarter les rayons
*jaunes* et aussi les rayons *rouges* du spectre solaire. Demander à un spirite d'opérer en plein jour, ce serait
demander au photographe d'opérer en plein soleil la
mise de ses plaques en châssis ! — Passons !

Cet être surnaturel, quel est-il ?

La Vierge, Mère de Dieu. — C'est la conviction intime de toutes ces âmes pures et ferventes qui ont tant prié pour déjouer les ruses du démon. — Ces enfants, ces religieuses, plusieurs dames pieuses et intelligentes, l'ont comme *sentie* à sa beauté *rayonnante*, à la *joie* qu'Elle leur donne, à la *ferveur* qu'Elle leur inspire.

L'auteur de *Lucifer démasqué*, cet archiviste récemment converti, a bien décrit ce genre de beauté satanique dont il eut un jour la vision dans une figure de femme :

« Aujourd'hui que je contemple la douce et pure figure de l'Immaculée..., je sens toute la différence des deux beautés : celle de Marie si divinement belle, si noble, si sainte, si divinement douce, si liliale et si *calmante* ; celle d'Hélène (forme féminine de Satan) qui *bouleverse*, qui *trouble*, qui *exacerbe* les nerfs, en agitant les ondes coupables du cœur déchu. »

Pour revoir l'Apparition, les enfants se mortifient et pleurent : jamais la frayeur ou l'angoisse ; toujours le désir de revoir cet *Être* ravissant qui bénit, qui rayonne plus divinement quand la prière monte plus ardente.

Quelle tristesse quand la Vision va disparaître.

« Encore ! encore ! » s'écrient maîtresses et élèves. — La prière redouble et l'Apparition se montre plus resplendissante.

Au jour de la Compassion, quand tous les fidèles doivent s'unir aux souffrances de la Mère des Douleurs, l'Apparition se présente ayant le côté ensanglanté.

Le Mercredi-Saint, à l'entrée de la douloureuse semaine, Elle rayonne encore au-dessus de la haie, mais moins brillante cependant et comme voilée par le deuil des divines humiliations.

Voilà trois mois et demi que cela dure. Et toutes ces Apparitions respirent la piété et la dignité ; elles inspirent un plus grand amour de Dieu et de sa Sainte Mère. Les enfants de l'école ne sont plus les mêmes : leur piété a doublé, m'affirme le vénéré doyen.

Satan peut-il à ce point se transformer en ange de lumière ? Peut-il à ce point ruiner lui-même ses intérêts de haine et de perdition ?

Pendant tous ces mois de visions, on a prié à l'école et dans les communautés, pour éloigner Satan et obtenir qu'il se trahisse dans ses œuvres, et Satan serait toujours revenu pour tromper par plus de beauté apaisante, pour attirer par plus de gestes bénissants, et sans jamais se démasquer par un signe louche ou douteux. Voilà pourtant le fait des Sœurs. *Le cycle des apparitions de l'école s'est trouvé clos sans révélation d'un signe louche. Or Satan ne peut pas réaliser un ensemble impeccable.*

Montrez-moi le divin plus éclatant dans l'un quelconque des pèlerinages célèbres.

Eh bien ! quand ce fait existerait seul, ce serait assez, je pense, pour exiger l'enquête.

Les Apparitions de l'école constituent le fait capital ; toutes les autres s'y rattachent et doivent s'y rapporter, si elles sont divines. C'est la pierre de touche pour discerner la contrefaçon. Et il faudra écarter du divin tout ce qui ne se distingue pas par des caractères identiques de piété et de dignité, tout ce qui montre un côté louche ou ridicule : l'intervention diabolique se trahit à ces signes, et nous savons que le démon s'agité fort autour du fait divin, comme il l'a fait à Lourdes.

———

Blois, Typ. et Lith. C. Misault et C

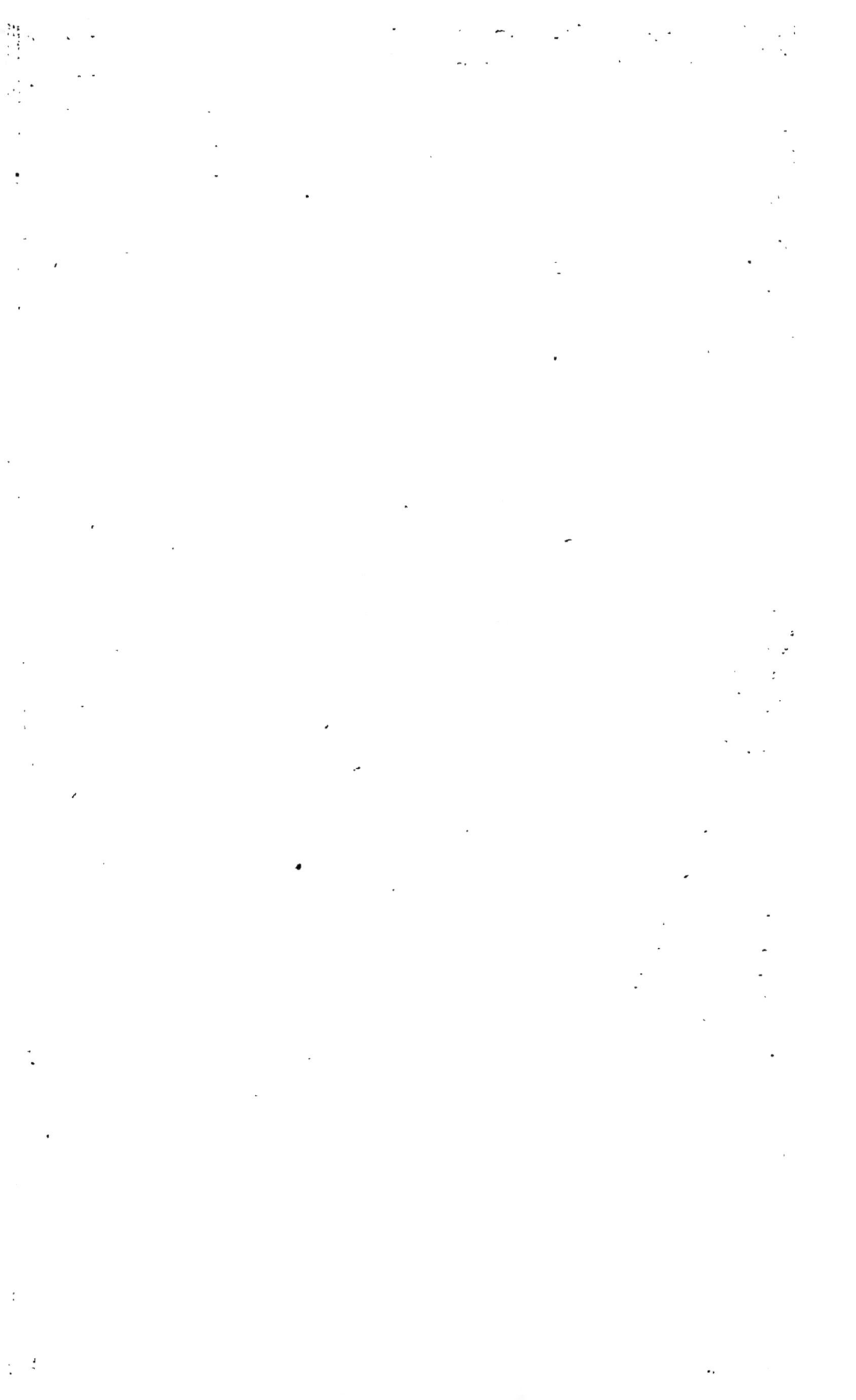

# DU MÊME AUTEUR

**Accord de la Bible et de la Science**, dans les données fournies par la *Cosmographie* et la *Physique* du Globe. — Résumé scientifique, in-12, *franco*. . . . . . . . **1 fr. 50**

**L'Avenir de l'Hypnose**, in-12, *franco* . **3 fr. 50**

**Dialogues philosophico-théologiques sur la Providence**, in-12. *franco* . . . . **3 fr. 50**
  Ouvrage couronné par l'Institut Catholique de Paris, prix Hugues 1895.

**Les Apparitions de Tilly-sur-Seulles.** Réponse à M. Gaston Mery, 4° éd., in-8°, *franco*. **1 fr. 30**

**Autour des Apparitions de Tilly-sur-Seulles.** Réponse au 5° Fascicule de M. Gaston Mery et au Docteur XXX..., 1er supplément, in-8°, *franco* . . . . . . . . . . . **1 fr. 30**

## SOUS PRESSE
**Autour des Apparitions : 2° supplément.**

## CES OUVRAGES SONT EN VENTE
à la Librairie R. CONTANT, à Blois
*et expédiés contre mandat-poste.*

Blois, typ. et lith. C. Migault et C°

www.ingramcontent.com/pod-product-compliance
Lightning Source LLC
Chambersburg PA
CBHW062017200326
41519CB00017B/4821